Peter Selg

«Die Medizin muss Ernst machen mit dem geistigen Leben»

Rudolf Steiners Hochschulkurse für die «jungen Mediziner»

Peter Selg

«Die Medizin muss Ernst machen mit dem geistigen Leben»

Rudolf Steiners Hochschulkurse
für die «jungen Mediziner»

Verlag am Goetheanum

Kompositionsstudien zu den medizinischen Kursen Rudolf Steiners
Band 1

Ita Wegman Archiv
für
anthroposophisch-medizinische
Grundlagenforschung
Pfeffingerweg 1A, CH-4144 Arlesheim

Der Verlag am Goetheanum im Internet: www.VamG.ch

Satz: Höpcke
Druck und Bindung: Freiburger Graphische Betriebe

ISBN 978-3-7235-1280-7

Dr. med. Michaela Glöckler
zum 60. Geburtstag
gewidmet

Inhaltsverzeichnis

Vorwort

[...] Der erste Ärztekurs für junge Mediziner direkt nach der Weihnachtstagung brachte einen völligen Umschwung. In diesem Kurs wurde zum ersten Mal der Versuch gemacht, ganz esoterisch zu reden, das heißt tief in das Wesen der Anthroposophie ein[zu]dringen im Zusammenhang mit der Heilkunst und der Krankheitslehre.

Ita Wegman[1]

Rudolf Steiners Kurse für die «jungen Mediziner» begannen am 2. Januar 1924, im unmittelbaren Anschluss an die Weihnachtstagung und die Grundsteinlegung der Allgemeinen Anthroposophischen Gesellschaft. Sie waren die ersten und einzigen Hochschulkurse, in denen Rudolf Steiner auf fachspezifischem Feld einer umschriebenen Gruppe von jungen Menschen einen berufsesoterischen Schulungsweg in dreizehn Vorträgen methodisch und annähernd systematisch entwickeln konnte – in der direkten Umsetzung jener Intentionen, die er im Rahmen der Weihnachtstagung für die künftig allein maßgebenden erklärt, und auf jenem Gebiet der Heilkunst, das er dort als die «wichtigste Lebenspraxis, die aus der Erkenntnis des Menschen folgen kann», bezeichnet hatte (233, 118[2]). Insofern waren diese Kurse ein ebenso zentrales wie singuläres Element der an der Jahreswende 1923/24 angebrochenen Hochschulentwicklungen und standen im Zeichen eines spirituellen Aufbruchs, ja einer atemberaubenden geistigen Dynamik, die Rudolf Steiners letzte neun Vortragsmonate bis zum Eintritt seines Krankenlagers Ende September 1924 bestimmen sollte. An Ostern 1924 nahm Rudolf Steiner alle Mitglieder der Hörergruppe in die Erste Klasse der Freien Hochschule und damit in den esoterischen Zusammenhang einer neuen Mysterienschule auf.

Die Kurse für die «jungen Mediziner» sind seit 82 Jahren auf ein hohes und ununterbrochenes Interesse von Menschen gestoßen, denen die anthroposophische Medizin ein Herzensanliegen ist. Sie waren der zentrierende und verbindende Gegenstand vieler Arbeitsgemeinschaften und Studienzusammenhänge; gleichwohl vollzog und vollzieht sich die eigentliche Auseinandersetzung mit ihnen verborgen im jeweiligen Einzelnen und auf dem Übungsfeld der medizinisch-esoterischen Praxis. Nennenswerte Literatur zu den Kursen existierte bis vor wenigen Jahren nicht – allein Madeleine van Deventer unternahm es am Ende ihres Lebens, im Rahmen einer größeren Geschichtsdarstellung der anthroposophisch-medizinischen Bewegung die Entstehungsbedingungen der Kurse skizzenhaft zu schildern.[3] Ansonsten stand die Vertiefung in die Kurse und ihre Mantren im absoluten Mittelpunkt jahrzehntelanger Bemühungen – die komplexe Größe, Schönheit und Intensität von Steiners Ausführungen schien für sich zu sprechen und wenig Raum, aber auch wenig Notwendigkeit für sekundäre Schriftbemühungen zu eröffnen.
66 Jahre nach dem Tod der Kursinitiatorin Helene von Grunelius begann ich dann jedoch im Jahre 2002, im Kontext von wissenschaftlichen Arbeiten an der Medizinischen Sektion am Goetheanum und in der Aufbauphase des Ita Wegman Archivs, den dokumentarisch gesicherten Kursumständen und -inhalten weiter nachzugehen und stieß im Nachlass Ita Wegmans, in Weiterführung der Grundlagenarbeiten Emanuel Zeylmans van Emmichovens, auf kostbare Materialien, die es gestatteten, sowohl der ursprünglichen Kursinitiative der Gruppe um Helene von Grunelius als auch der entstehenden Sozialdynamik näher treten zu können, damit aber zugleich dem Kursgeschehen um Rudolf Steiner und Ita Wegman selbst. Aus diesen Arbeiten gingen in der Folgezeit drei Buchmonographien hervor: *Helene von Grunelius und die Kurse für die jungen Mediziner. Eine biographische Studie* (2003), *Die «Wärme-Meditation». Geschichtlicher Hintergrund und ideelle Beziehungen* (2005) sowie *Die Briefkorrespondenz der jungen Mediziner. Eine dokumentarische Studie zur Rezeption von Rudolf Steiners «Jungmediziner»-Kursen* (2005)

– Monographien, die nicht nur zeigen konnten, auf welche Möglichkeiten und Schwierigkeiten Rudolf Steiners Anregungen in der Hörergruppe stießen, sondern auch zahlreiche von Steiners Kurs- und Hochschulintentionen deutlicher hervortreten ließen, bis hin zu den Vorbedingungen und Zielsetzungen des «Esoterischen Kerns» der Medizinischen Sektion. Deutlich wurde durch diese Arbeiten auch, dass die Kurse für die «jungen Mediziner» zwar nach wie vor als primäre und vordringliche Schulungskurse für die Ausbildung ärztlich-therapeutischer Fähigkeiten zu betrachten sind, darin aber im Zusammenhang mit den spirituellen Geschehnissen um Rudolf Steiner nach der Weihnachtstagung gesehen werden müssen – ein Kontext, der zu ihrem tieferen Verständnis hilft, zugleich aber auch für sich verstanden und verinnerlicht werden muss, um nicht zahlreichen Missverständnissen und banalisierenden Nivellierungen Tür und Tor zu öffnen, die noch vor Jahrzehnten undenkbar gewesen waren.

Mit der nun vorgelegten, vierten Studie zu den Kursen für die «jungen Mediziner» werden einige dieser geistigen Bezüge der Vorträge, zugleich aber ihre inhaltliche Komposition näher beleuchtet. Die in den letzten zwei Jahren von mir durchgeführten Seminare zu den Kursen, insbesondere im Zusammenhang des «Integrierten Begleitstudiengangs Anthroposophische Medizin an der Universität Witten-Herdecke», zeigten die klare Notwendigkeit einer entsprechenden Einführung auf; einer Einführung, die die großen Linien der Vorträge, aber auch ihre kompositionellen Geheimnisse, ihre Dynamik und ihre Umbrüche ansichtig werden lässt – zur Orientierung und Hilfe des Studierenden, des heutigen Lesers, suchenden Arztes und Therapeuten. Erstmals konnten für die Erarbeitung dieser Monographie auch die Materialien des Rudolf Steiner Archivs umfänglich berücksichtigt werden, darunter insbesondere Rudolf Steiners Notizbucheintragungen zu den Januarvorträgen, die vollständig erhalten blieben und viele weiterführende – im mündlichen Vortrag unthematisierte – Kursaspekte eröffnen. Darüber hinaus fanden sich im Nachlass Ita Wegmans verschiedene Originalniederschriften Rudolf Steiners zu den Mantren des Osterkurses, die

ebenfalls im Rahmen der vorgelegten Arbeit erstmals publiziert werden.
Die Studie versteht sich als eine konsequente *Einführung* in dem zuvor kenntlich gemachten, geschichtsbewussten Sinne – keinesfalls dagegen als das letzte, abschließende Wort. Die Kurse für die «jungen Mediziner» weisen weit über das 20. Jahrhundert hinaus und in die Zukunft hinein; sie sind ein – ebenso fundamentaler wie anspruchsvoller – Griff nach vorne, in Richtung einer künftigen medizinischen Ausbildung und menschengemäßen Heilkunst im Sinne der neuen christlichen Mysterien. Wie alle Arbeiten Rudolf Steiners aber stehen sie in einem spirituellen Zusammenhang mit der allgemeinen Anthroposophie und dem Werden der anthroposophischen Bewegung im 20. Jahrhundert – diesen inhaltlichen wie zeitlichen Zusammenhang sichtbarer zu machen, ordnet die Kursvorträge keineswegs historisch ein, sondern hilft, sie in ihrer überzeitlichen Dimension sehen und handhaben zu lernen.
Mein Dank für das Zustandekommen der vorliegenden Monographie gilt insbesondere meinen Kollegen *Friedrich Edelhäuser* (Witten-Herdecke) und *Arne Enge* (Oslo), die mich wiederholt zu Vortragsdarstellungen über die Kurse für «junge Mediziner» eingeladen und damit – gemeinsam mit den Studenten der Universität Witten-Herdecke und der Gruppe anthroposophischer Ärzte in Norwegen – den sozialen Anlass zur Ausarbeitung der vorliegenden Studien geschaffen haben. Des Weiteren sei *Walter Kugler* vom Rudolf Steiner Archiv Dornach herzlich für die großzügige Erlaubnis zur erstmaligen Faksimile-Wiedergabe zahlreicher Notizbucheintragungen Rudolf Steiners zu den Kursen gedankt.
Sämtliche Notizbucheintragungen zu den Vorträgen sowie weitere Materialien zu den Ärztekursen Rudolf Steiners werden im Rahmen eines gemeinsamen Forschungsprojektes des Rudolf Steiner Archivs (Dornach) und Ita Wegman Archivs (Arlesheim) in Form von Supplement-Bänden zur Gesamtausgabe in den nächsten Jahren im Rudolf Steiner Verlag veröffentlicht werden.

Dornach und Arlesheim, Juni 2006 *Peter Selg*

I.
Die «Intentionen der Weihnachtstagung»

Es konnte sich dabei nur um eine ideell-geistige Grundsteinlegung handeln. Der Boden, in den der «Grundstein» gelegt wurde, konnten nur die Herzen und Seelen der in der Gesellschaft vereinigten Persönlichkeiten sein, und der Grundstein selbst muss die aus der anthroposophischen Lebensgestaltung quellende Gesinnung sein. Diese Gesinnung bildet in der Art, wie sie von den Zeichen der gegenwärtigen Zeit gefordert wird, der Wille, durch menschliche Seelenvertiefung den Weg zum Anschauen des Geistes und zum Leben aus dem Geiste zu finden. (260 a, 33 f.)

Der zur Jahreswende 1923/24 abgehaltenen Weihnachtstagung und dem geistigen Vorgang der Grundsteinlegung der Allgemeinen Anthroposophischen Gesellschaft[4] eignete nach Rudolf Steiner eine entschiedene *Gesinnungs-* und *Willens*-Qualität – der Grundstein selbst, so Steiner, bestehe in einer «aus der anthroposophischen Lebensgestaltung quellenden *Gesinnung*», eine Gesinnung willensartiger Ausrichtung: «Diese Gesinnung bildet in der Art, wie sie von den Zeichen der gegenwärtigen Zeit gefordert wird, der *Wille*, durch menschliche Seelenvertiefung den Weg zum Anschauen des Geistes und zum Leben aus dem Geiste zu finden.» Willentlich begangen und sukzessive zum Fundament einer neuen Zivilisation erhoben werden sollte die spirituelle Entwicklung des Einzelnen und der Gemeinschaft, «der Weg zum Anschauen des Geistes und zum Leben aus dem Geiste».
Wiederholt sprach Rudolf Steiner in den Wochen und Monaten nach der Dornacher Weihnachtstagung in dieser Weise von den *«Intentionen»* des Ende des Jahres 1923 vollzogenen Vorgangs (260 a, 432), von den «Weihnachtsabsichten» (260 a, 357) bzw. demjenigen, «was mit jener Weihnachtstagung gemeint war» (260 a, 333), d. h. zugleich: von den «Absichten der Verwirklichung» (260 a, 60), ihrer Ausführung und damit realen Fortsetzung (260 a, 195/77). Ein konkreter «Wille», so Steiner, sei in dem Geschehen der Jahreswende 1923/24 wirksam geworden (260 a, 92), keine «Summe frommer Wünsche» (260 a, 60), sondern ein *«neuer Impuls»* (260 a, 351) der anthroposophischen Bewegung, der in die Zukunft wirken und diese gestalten müsse. Von dem notwendigen Verständnis dieses Prozesses, seinen einzelnen Implikationen und umfassenden Konsequenzen, machte

Steiner vieles abhängig – in einer Zeit, deren zivilisatorischer Entscheidungscharakter offensichtlich war («Vieles, Ungeheures entscheidet sich in der Gegenwart für die Menschheit.» 260 a, 115).[5] Die Weihnachstagung sollte in dieser Situation einen neuen Zug mit «stärkerer Stoßkraft» (260 a, 170) innerhalb der anthroposophischen Bewegung auf Erden ermöglichen:

> Es kann das Bewusstsein von diesem neuen Zug nicht oft genug eingeschärft werden. (260 a, 207)

Der von Steiner wiederholt genannte «neue Zug» war dabei in seinem Kern esoterischer Natur, war ein «esoterischer Impuls» (260 a, 380), der sukzessive die anthroposophischen Zusammenhänge durchdringen sollte:

> Der Zug, der durch die anthroposophische Bewegung geht, soll immer esoterischer und esoterischer sich gestalten. (260 a, 371)

> Wir müssen in den vollen Ernst des Esoterischen hineinwachsen. (270/I, 81)

Obwohl der von Rudolf Steiner wiederholt angesprochene «esoterische Impuls» seinen eigenen Handlungen bereits seit der Jahrhundertwende immanent gewesen war, ermöglichten erst die mit der Weihnachtstagung vollzogenen spirituellen Prozesse am Ende des Jahres 1923 – nach über zwei Jahrzehnte langer anthroposophischer Tätigkeit und Vorbereitung –, ihn ins absolute Zentrum des weiteren Gesellschaftswirkens zu rücken. Von nun an, so Rudolf Steiner, sollten allein geistige Gesichtspunkte und Impulse den von Dornach ausgehenden Aktivitäten zugrunde liegen, Impulse «aus esoterischen Quellen» (260 a, 168) und damit aus der geistigen Welt *(«Was in richtiger Weise impulsieren muss dasjenige, was nunmehr von Dornach ausgehen soll, das muss […] ein Impuls sein, nicht auf der Erde entsprossen, sondern ein Impuls, entsprossen in der geistigen Welt. Wir wollen hier die Kraft entwickeln, Impulsen aus der geistigen Welt zu folgen.»* 260, 271). Die Anthroposophie sollte weiterhin umfänglich gelehrt und zivilisatorisch zur Entfaltung gebracht werden – entscheidend und immer mehr im Zentrum stehend aber sollte das «Verinnerlichen» der geisteswissenschaftlichen Inhalte sein, ihre meditativ-esoterische Durchdringung und damit ihre Verbindung mit dem innersten Wesenskern des aufnehmenden Menschen als Voraussetzung umfassender Aktivitäten *(«Esoterik beruht auf dem [...] Verinnerlichen in der Mitteilung von Wahrheiten. Man sollte in dieser Verinnerlichung etwas von dem Impuls sehen, den die Weihnachtstagung in die Anthroposophische Gesellschaft hat bringen wollen.»* 260a, 74f.).[6] Nur aus der sich ständig weiter entwickelnden inneren Substanz bzw. nur auf dieser geistig-esoterischen Grundlage «all unseres Wirkens und Wesens» (260, 37) könne sich, so Steiner, in innerer Korrespondenz mit den wirkenden «Impulsen aus der geistigen Welt» das für die künftige Zivilisation geistig Notwendige erreichen lassen:

> Und deshalb ist es schon so, dass nunmehr die anthroposophische Bewegung so gestaltet wird, dass sie auf nichts mehr Rücksicht nimmt als auf das, was die geistige Welt von ihr haben will. (236, 33)

*

Durch den Vorgang der Weihnachtstagung verband Rudolf Steiner die rein spirituelle anthroposophische Bewegung mit der irdischen Anthroposophischen Gesellschaft, deren Vorsitz er persönlich übernahm.[7] Er begründete in neuer Weise die Dornacher Hochschule für Geisteswissenschaft als eine «esoterische Institution» (270/I,1)[8], auf dass «wiederum esoterisches Leben einziehen möge in unsere Anthroposophische Gesellschaft» (240, 34). Er setzte einen «esoterischen Vorstand» der Allgemeinen Anthroposophischen Gesellschaft ein[9] und bildete Hochschulsektionen für die einzelnen Lebensgebiete – die «Klasse» als eine esoterische Schule im engeren Sinne sollte dabei die Allgemeine Sektion der Hochschule repräsentieren (260a, 358), sich zu einer zeitgemäßen Mysterienschule mit einzelnen Stufen entwickeln (270/I, 149) und «das Herz und die Seele der Anthroposophischen Gesellschaft» (260a, 374)[10] bzw. ihren «esoterischen Kern» bilden (270/III, 14).

«Ich habe noch zu sagen, dass wir ja nun eingegliedert haben in die anthroposophische Bewegung eine esoterische Bewegung im engeren Sinn, die gegliedert ist in verschiedene Sektionen» (260 a, 358). In den Sektionen, so Steiner, «nuanciere» sich das Esoterische gemäß den spezifischen Voraussetzungen und Aufgaben der einzelnen Lebensgebiete (260 a, 101); diese Lebensgebiete und Zivilisationsfelder erfahren von der Esoterik her ihre besondere Beleuchtung und Impulse, bis in wissenschaftliche Fragestellungen und Forschungsmethoden hinein. Zentrale Aufgabe der einzelnen Hochschulsektionen sollte es daher sein, die fachspezifische esoterische Substanz zu pflegen, «für die sie im Besonderen verantwortlich sind» (260 a, 326). Im Hinblick auf die Medizin sagte Rudolf Steiner in diesem Zusammenhang:

> Man wird [...] nicht Mitglied irgendeiner Sektion, sondern einer Klasse [der Hochschule bzw. der Allgemeinen Sektion]. Aber derjenige, der eine esoterische Vertiefung zum Beispiel in der Medizin sucht, wird sie stufenweise finden können dadurch, dass die Leitung der medizinischen Sektion dafür Einrichtungen trifft. (260 a, 131)

Rudolf Steiner selbst führte – als Leiter der Dornacher Hochschule für Geisteswissenschaft – ab der Weihnachtstagung auch die einzelnen Fachsektionen; er führte sie «mit Hilfe» ihrer jeweiligen Sektionsleiter. Während Rudolf Steiner die naturwissenschaftliche Abteilung Guenther Wachsmuth und die Sektion für «Schöne Wissenschaften» Albert Steffen mit anerkennenden Worten bezüglich der persönlichen Eignung übertrug und im Hinblick auf Elisabeth Vreede und die Astronomische Sektion bereits etwas deutlicher formulierte: *«[...] Ich werde dieses Gebiet durch Fräulein Dr. Vreede als Leiterin in der Zukunft ausüben lassen.»* (260, 145), hieß es am 28. 12. 1923 über Marie Steiner, Ita Wegman und Edith Maryon bzw. die von ihnen geleiteten Sektionen:

> Dieses [redend-musikalische] Gebiet werde ich leiten durch die Leiterin Frau Dr. Steiner. (260, 143)

> [Es ist] ganz selbstverständlich, dass die Leitung der medizinischen

Abteilung, der medizinischen Sektion, durch mich geführt wird mit Hilfe der Leiterin, Frau Dr. Wegman. (260, 144)

Ich werde dasjenige, was plastisch hier und im Plastischen im Gebiete der bildenden Kunst überhaupt geschehen soll, ausüben durch die Leiterin dieser Sektion, Miss Maryon. (260, 145).

Mit Marie Steiner, Ita Wegman und Edith Maryon praktizierte Rudolf Steiner zum Zeitpunkt der Jahreswende 1923/24 bereits eine je spezifische Weise der geistigen Zusammenarbeit auf der Basis von Initiations- und Schicksalswegen[11] – eine esoterisch fundierte Zusammenarbeit, die ganz offensichtlich das Fundament des eigentlichen Sektionsbegriffes bildete und die Zukunftsgestalt der Dornacher Hochschule (als eines *«esoterischen Kerns»* der Anthroposophischen Gesellschaft und Ort einer methodischen Initiationserkenntnis und -schule) konfigurierte. Rudolf Steiner führte die Sektionen mit Hilfe oder «durch» die Sektionsleiter, in einem esoterischen Arbeits- und Forschungszusammenhang, den Steiner am deutlichsten bezüglich Ita Wegmans und der Medizin achteinhalb Monate nach der Weihnachtstagung in seinen Torquayer Vorträgen vom 14. und 21. August 1924 explizierte[12], der sich im Übrigen jedoch vollständig verborgen vor der externen und internen (anthroposophischen) Öffentlichkeit vollzog und auch künftig vollziehen sollte:

Meine lieben Freunde, die Sektionen, die gehen zunächst überhaupt niemanden was an. Die Sektionen werden gebildet zur Arbeit hier. Also über die Sektionen brauchen wir uns gar nicht zu unterhalten. Die wird man vorfinden, so wie sie eben nach der entsprechenden Leistung vorgefunden werden müssen. (260, 222)

*

Von der Dornacher Hochschule initiativ ausgehen und bis in die einzelnen Fachwissenschaften und Lebensgebiete eindringen sollte – Rudolf Steiners Intentionen zufolge – ab der Weihnachtstagung eine klare und deutliche Vertretung und Repräsentanz der Anthroposophie. Mit aller Entschiedenheit wies Rudolf Steiner verschiedenste Male darauf hin, dass es zum «esoterischen Impuls» des Weihnachtstagungsgeschehens gehöre, kompromisslos und in direkter Weise für die Anthroposophie und ihre Inhalte einzutreten – bereits in seinem Eröffnungsvortrag der Weihnachtstagung vom 24. Dezember 1923 hatte er gesagt:

> Wir müssen überall unter dem Zeichen der vollen Wahrheit, auf welchem Gebiet es auch sei, als Vertreter des anthroposophischen Wesens in der Welt auftreten, und wir müssen uns bewusst werden, dass, insofern wir das nicht können, wir eben eigentlich die anthroposophische Bewegung nicht fördern können. Alles verschleierte Eintreten für die anthroposophische Bewegung führt doch zuletzt zu keinem Heil. (260, 46)

Zwei Tage später hatte es in näherer Erläuterung geheißen:

> Wenn wir immer wieder und wieder fragen: Was müssen wir gegenüber diesen oder jenen Kreisen in der Welt, die uns ja heute nicht lieben, unsererseits zu Liebe tun? Wie müssen wir uns verhalten auf diesem oder jenem Gebiete, damit wir da und dort voll genommen werden? – dann werden wir ganz sicher nicht voll genommen. Sondern wir werden nur voll genommen werden, wenn wir uns in jedem Augenblicke mit unserem Tun verantwortlich fühlen der geistigen Welt gegenüber, wenn wir wissen: Die geistige Welt will mit der Menschheit in dem gegenwärtigen Augenblicke der historischen Entwickelung etwas, will dieses Etwas auf den verschiedensten Gebieten des Lebens, und an uns ist es, klar und wahr den Impulsen aus der geistigen Welt heraus zu folgen. Wenn auch das Anstöße gibt für den ersten Augenblick, für die Dauer wird es das allein Heilsame sein. Und deshalb werden wir auch mit uns selbst nur zurechtkommen, wenn wir bei jeder Gelegenheit uns durchdringen mit demjenigen, was als Impulse aus der geistigen Welt kommen kann. (260, 93 f.)[13]

Die absolute und ausschließliche Rücksichtnahme auf die andrängenden Impulse der geistigen Welt bilde, so Steiner, das einzige Kriterium des weiteren Fortschritts der Anthroposophischen Gesellschaft und Bewegung. Lediglich der geistigen Welt und ihren in die Erdenwelt hereinwollenden Impulsen sollten sich die Anthroposophen verantwortlich verpflichtet fühlen (260 a, 335/373), keinesfalls dagegen sich in modernistischer Weise nach dem richten, was in der öffentlichen Meinungsbildung ankommt und gefällt. Es sei, so Steiner, das unbedingte Ziel des weiteren Vorgehens, unabhängig von der publizistischen Rezeption aus der Geisteswissenschaft heraus aufbauend zu arbeiten (*«Mögen die Leute nunmehr in der Zukunft reden, was sie wollen, im Okkulten arbeitet man im Positiven, nicht im Negativen.»* 260a, 357), sich nicht in fruchtlose Diskussionen mit Gegnern der Anthroposophie zu verstricken, sondern «geradsinnig, offen und unversteckt» die anthroposophischen Grundlagen und Forschungsresultate zu formulieren:

> [Die Weihnachtstagung] soll vor allen Dingen eine Epoche der anthroposophischen Bewegung einleiten, in der ohne Scheu von den konkreten Tatsachen des geistigen Lebens gesprochen werden soll [...]. Es ist eben eine stärkere Stoßkraft nötig, als früher angewendet worden ist, wenn der Geist, dessen die Menschheit bedarf, einziehen soll. (260a, 190)

Ab der Weihnachtstagung wurden alle Zyklen – d. h. Vortragsnachschriften – Rudolf Steiners öffentlich zugänglich, obwohl die ihnen zugrunde liegenden Kurse meist nur vor Mitgliedern der Anthroposophischen Gesellschaft gehalten worden waren – *«wir müssen uns klar sein darüber, dass gerade unserer Gesellschaft die Aufgabe zufallen wird, die denkbar größte Öffentlichkeit zu verbinden mit echter, wahrer Esoterik»*. (260, 92)

Nicht zuletzt Rudolf Steiner selbst entwickelte seine Vortragsinhalte nach der Weihnachtstagung in einer noch direkteren und eindringlicheren Diktion («dass ich die esoterische Grundlage der Anthroposophie nunmehr eindringlicher durch das tönen lasse, was ich mitzuteilen habe» 260a, 195), ging spirituell immer weiter nach vorne und realisierte den von ihm in Dornach (und an anderen Orten) thematisierten «esoterischen Zug» auch in öffentlichen Vorträgen. Rudolf Steiner war der irdische Träger eines spirituellen Prozesses, der mit der vollzogenen Weihnachtstagung begann und auch auf ihn selbst, in seiner Forschungs- und Lebenssituation, zurückwirkte – er war der irdische Träger eines Geschehens innerhalb der geistigen Welt, das auf die spirituelle Weihnachtshandlung antwortete und ebenfalls eine eigene Sprach-Qualität vorwies:

> Ich möchte sagen, diejenigen, die uns Geistiges zu offenbaren haben, die ewigen Wahrheiten von Welt und Mensch, sprechen eine gnadenvollere, eine eindringlichere Sprache und auch eine Sprache von weiterem Umfange seit der Weihnachtstagung. (260 a, 490)[14]

In seinem positiven Rückblick auf den – acht Monate nach der Weihnachtstagung gehaltenen – Kurs in Torquay sagte Rudolf Steiner in seinen Abschiedsworten zu den Teilnehmern:

> [...] Ich durfte [...] gerade bei diesem Kurs im eminentesten Maße dasjenige zur Geltung bringen, was seit der Weihnachtstagung in Dornach der maßgebende Impuls sein soll für die anthroposophische Bewegung. Ich durfte die esoterische Kraft in der Weise hineinlegen in das, was ich hier zu leisten hatte, dass ich mich nur mehr verantwortlich fühle für dasjenige, was bei dieser oder jener Gelegenheit innerhalb der anthroposophischen Bewegung gegeben oder gesagt werden soll, den geistigen Mächten gegenüber, welche eine gewisse Summe von Spiritualität in der Gegenwart und nächsten Zukunft in die Menschheit bringen wollen, und denen es einzig und allein obliegt, zu entscheiden darüber, in welcher Weise die anthroposophische Bewegung geführt werden soll. (260 a, 364)

*

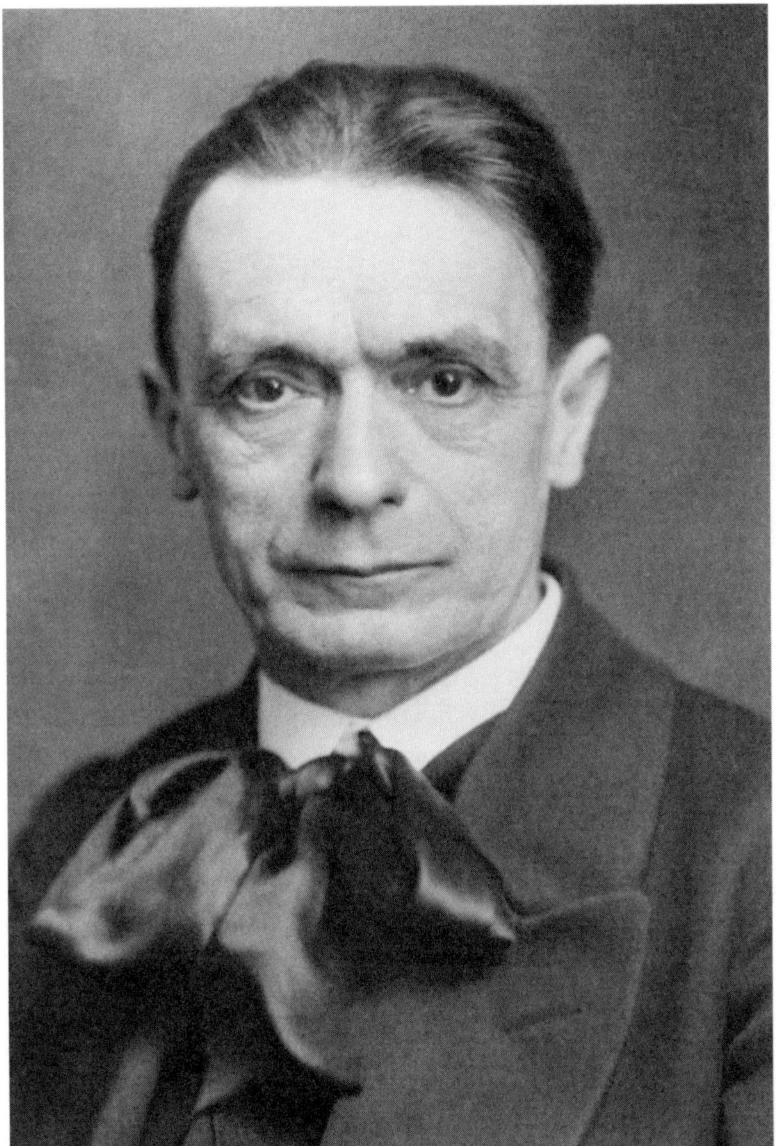

Rudolf Steiner (1861–1925)

II.
Die Weihnachtstagung und die Heilkunst

Die Heilkunde stand von alters her in innigem geistigem Zusammenhang mit den Zentralaufgaben der Menschenerkenntnis. Anthroposophie soll ihre Lebenskraft dadurch erweisen, dass sie diesen Zusammenhang wieder herstellt.

(260a, 110)

Bereits in seinem Eröffnungsvortrag der Weihnachtstagung sagte Rudolf Steiner im Hinblick auf die Medizin:

> Eines derjenigen Gebiete, wo Anthroposophie besonders fruchtbar werden kann, ist das medizinische. Ganz gewiss wird Anthroposophie für das Medizinische, namentlich für die Therapeutik unfruchtbar bleiben, wenn die Tendenz besteht, innerhalb des medizinischen Betriebes in der anthroposophischen Bewegung die Anthroposophie als solche in den Hintergrund zu drängen und etwa den medizinischen Teil unserer Sache so zu vertreten, dass wir denen gefallen, die vom heutigen Gesichtspunkte aus Medizin vertreten. Wir müssen mit aller Courage die Anthroposophie in alles Einzelne, auch in das Medizinische, hineintragen. (260, 47 f.)

Als Rudolf Steiner am 24.12.1923 zu diesen Formulierungen griff, hatte er bereits mehr als zwei Jahrzehnte mit Ärzten innerhalb der theosophischen und anthroposophischen Bewegung zusammengearbeitet. Von Anfang an hatte Rudolf Steiner im Rahmen dieser Zusammenarbeit und in großen Vorträgen im Beisein der Ärzte betont, wie wesentlich es für den Fortgang der menschlichen Zivilisation sei, die Denkgrundlagen des naturwissenschaftlichen Positivismus zu überwinden und eine geisteswissenschaftlich fundierte Anthropologie, gerade auch in ihren pathologischen und therapeutischen Implikationen, offensiv in die Kulturwelt einzuführen. Trotz einer entsprechend ausgerichteten und von Rudolf Steiner mit ermöglichten großen Klinikgründung, die im Sommer 1921 in Stuttgart zustande kam, aber war in dieser Hinsicht wenig geschehen.[15] Das Zögern der führenden Ärzte, ihre innere Verunsicherung über den methodisch richtigen Umgang mit der geisteswissenschaftlich «erweiterten» Medizin, auch ihre partielle seelische Paralyse[16] hatten in den unmittelbar der Weihnachtstagung vorausgehenden Zeiten zu deutlichen Spannungen mit Rudolf Steiner geführt, nicht zuletzt durch die von ärztlicher Seite immer wieder aufgeschobene Abfassung eines von Rudolf Steiner gewünschten bzw. für dringend nötig erachteten (öffentlichkeitsorientierten) Handbuchs der neuen Medizin.[17] Spätestens im Sommer 1923 hatte sich Rudolf Steiner – nach langem Warten und zuvor nahezu endlos gewährten Beratungsgesprächen – von dem Kollegium der Stuttgarter Klinik zurückgezogen und war aus eigener Initiative und mit Hilfe Ita Wegmans einen großen Schritt vorangegangen, hatte – nach entsprechenden spirituellen Prozessen und Voraussetzungen in Wegman[18] – eine intensive esoterische Zusammenarbeit und die Niederschrift eines mehrbändig konzipierten Lehrbuches mit ihr begonnen. Rudolf Steiner nannte Ita Wegman, die in der Zeit nach dem Dornacher Brand in tiefen Wesensschichten für ihre Aufgabe an der Seite Rudolf Steiners erwacht war, eine *«volle Ausnahme»* innerhalb der anthroposophischen Ärzteschaft[19] – und sagte am Ende seines Eröffnungsvortrags der Weihnachtstagung bei der Bekanntgabe der künftigen Mitglieder des «esoterischen Vorstands» über sie:

> Als weiteres Vorstandsmitglied muss ich Ihnen vorschlagen, aus namentlich den Tatsachen der letzten Wochen hier, diejenige Persönlichkeit, mit der ich in der Gegenwart so recht die Möglichkeit habe, anthroposophischen Enthusiasmus in der richtigen Weise auszuprüfen dadurch, dass ich mit ihr zusammen das medizinische System der Anthroposophie ausarbeite: Frau Dr. Ita Wegman.
> Sie hat ja durch ihre Arbeit – und namentlich durch die Auffassung ihrer Arbeit – gezeigt, dass sie auf diesem Spezialgebiete die Anthroposophie in rechter Weise zur Geltung bringen kann. Und ich weiß, dass das segenbringend wirken wird. Deshalb habe ich es auch unternommen, für die nächste Zeit schon das anthroposophische System der Medizin gemeinschaftlich mit Frau Dr. Wegman auszuarbeiten. Es wird der Welt vor Augen treten, und dann werden wir ja sehen, dass wir gerade an in solcher Art arbeitenden Mitgliedern die richtigen Freunde der Anthroposophischen Gesellschaft haben. (260, 57)

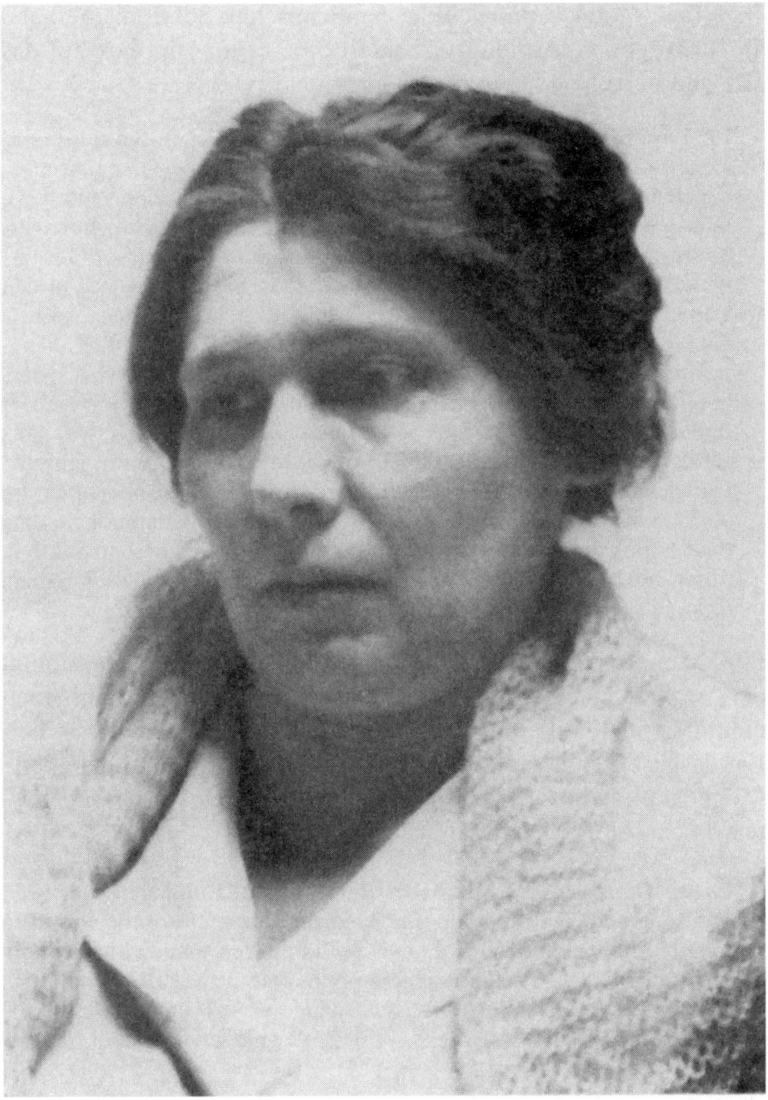

Ita Wegman (1876 – 1943)

Vier Tage später, anlässlich der medizinischen Sektionsübergabe an Ita Wegman, formulierte Rudolf Steiner im Hinblick auf das alte und neue Mysterienwesen ergänzend:

> Im Zusammenhang [mit der naturwissenschaftlichen Sektion] wird stehen eine Abteilung, die ja ganz besonders gepflegt werden muss aus dem Grunde, weil ihr Gebiet eigentlich immer in den Zeiten, wo man nach wahrer Geist-Erkenntnis strebte, man kann nicht sagen, ein Kapitel der Geisteswissenschaft war, sondern mit dieser Geisteswissenschaft ganz organisch verbunden war. Sie können sich in den älteren Zeiten gar nicht denken, dass dasjenige, was als Geistesschau, als Geist-Erkenntnis hineingestellt wurde in die Menschheit, abgetrennt gewesen wäre von dem Medizinischen. Und man wird sehen, gerade aus der Arbeit, welche Frau Dr. Wegman mit mir jetzt leistet und die in kurzer Zeit vor die Öffentlichkeit treten wird, wie ganz selbstverständlich sich diese, nicht nur Synthese, sondern organische Entwickelung wiederum ergibt für eine wirkliche anthroposophische Auffassung der Welt. Daher ist es [...] ganz selbstverständlich, dass die Leitung der medizinischen Abteilung, der medizinischen Sektion, durch mich geführt wird mit Hilfe der Leiterin, Frau Dr. Wegman. (260, 144)

Fünf Monate darauf, in betonter «Fortführung» der «Intentionen der Weihnachtstagung», hieß es dann von Rudolf Steiner noch einmal explizit auf einer Generalversammlung der französischen Landesgesellschaft am 25. Mai 1924 in Paris über die gegebene Möglichkeit (und Notwendigkeit) einer direkten Vertretung geisteswissenschaftlicher Inhalte:

> Es wird jetzt von Dornach aus durch die Bemühungen von Frau Dr. Wegman und mir in die Medizin dieser [esoterische] Zug hineinkommen durch eine demnächst herauskommende Publikation, die frank und frei von demjenigen spricht, was die okkulte Erkenntnis der Medizin geben kann. Das ist dasjenige, was als der tiefste Impuls auch der Weihnachtstagung [...] zugrunde gelegen ist. (260 a, 489)

Während ursprünglich Friedrich Husemann für die Organisation der Ärztekurse zuständig gewesen war, lag ab dem Sommer 1923 die ganze medizinische Initiative bei Rudolf Steiner und Ita Wegman. Mit Ita Wegman besprach Rudolf Steiner seit dieser

Zeit die intendierten Vorträge für die «jungen Mediziner»[20], aber auch das kasuistische Zusammentreffen mit den praktizierenden anthroposophischen Ärzten im unmittelbaren Anschluss an die Weihnachtstagung[21] – sowie alle die anthroposophische Medizin betreffenden Fragen und Zusammenhänge. Ita Wegman hatte im Sommer 1923 Rudolf Steiner in Penmaenmawr nach der Möglichkeit einer neuen christlichen Mysterienmedizin gefragt und eine solche Heilkunst – in Abwendung vom akademisch-«intellektuellen» Duktus der bisherigen Ärztevorträge – geradezu erbeten. Ihre von Selbsterkenntnis durchzogene Geistesgegenwart und Willensentschiedenheit hatte Rudolf Steiner auf der Basis gelöster Schicksalskräfte daraufhin ermöglicht, einen neuen geistigen Schritt zu vollziehen – *«das ist dasjenige, was als der tiefste Impuls auch der Weihnachtstagung […] zugrunde gelegen ist.»*[22]

*

Als sich am Nachmittag des ersten Weihnachtstages der neugebildete «esoterische Vorstand» mit den Generalsekretären und Sekretären der Landesgesellschaften im Dornacher Glashaus traf – an dem Ort, wo sieben Tage später die Unterweisungen für die «jungen Mediziner» beginnen sollten –, fragte die Italienerin Emmelina de Renzis Rudolf Steiner noch einmal nach seinen vorausgegangenen Darstellungen über die künftige Vertretung der Anthroposophie – und sagte in alternativer Schilderung des möglichen Vorgehens:

> Soll man von jeder Unternehmung oder Initiative, die von unserer Bewegung stammt, den anthroposophischen Charakter a priori verkünden und der Gefahr entgegengehen, sie abgelehnt zu bekommen, oder sollen wir versuchen, die anthroposophische Auffassung in der öffentlichen Meinung zu verbreiten, ohne das Urteil herauszufordern, sie abzulehnen? (260, 88)

Rudolf Steiner antwortete daraufhin sehr betont am Beispiel der Medizin. Im Rückblick auf seine öffentlichen Vorträge über eine geisteswissenschaftlich erweiterte Medizin, die er im Beisein Ita

Wegmans in den unmittelbar vorausgegangenen Monaten in verschiedenen Großstädten vor ärztlichem Publikum nicht-anthroposophischer Orientierung gehalten hatte[23] und in denen der offensive Impuls der Weihnachtstagung bereits vorgreifend zum Tragen gekommen war, sagte Steiner in direkter Wendung zu de Renzis:

> Es ist natürlich so, dass es auf das Wort «Anthroposophie» dabei nicht ankommt, aber auf andere Dinge kommt es an. Ich will zum Beispiel folgendes sagen. Denken wir einmal an ein Beispiel par excellence, an die Medizin. Nun kann man heute die Medizin nicht fortführen über das hinaus, was sie heute ist und was eben durchaus nicht genügt, wenn man nicht beginnt, weil dort erst die wirklichen Krankheitsursachen liegen, vom ätherischen Leib des Menschen, vom astralischen Leib und der Ich-Organisation zu sprechen. Also ist es nötig, dasjenige, was Anthroposophie als Inhalt enthält, einfach vor die Welt hinzustellen. Und wir haben auch da die Erfahrungen gemacht, die wirklich sehr lehrreich waren. Frau Dr. Wegman hat mit mir zusammen in London, in Wien und im Haag Kurse veranstaltet. Der eine der Kurse war ja bei Dr. Zeylmans in seinem holländischen Institut; und ich habe Vorträge gehalten vor Ärzten, denen ich absolut von Anthroposophischem gesprochen habe, das heißt gesprochen habe, wenn es nötig war an der betreffenden Stelle, vom astralischen Leib, Ätherleib und so weiter. Dabei würde das eine ganz untergeordnete Rolle spielen, ob man die Terminologie so oder so gestaltet. Wenn man die Dinge tatsächlich handhabt, so ist man sogar manchmal versucht, an einer Stelle den Namen Ätherleib zu gebrauchen, an einer anderen Stelle den Ätherleib zu umschreiben. Zum Beispiel kann man, wo man Ätherleib sagen will, auch sagen: die substantiellen Wirkungen, die nicht vom Erdenzentrum aus bewirkt werden, sondern von der Weltenperipherie aus im Einzelnen bewirkt werden. – Also, nicht wahr, an eine bestimmte Terminologie ist ja nur derjenige gebunden, der eigentlich nicht in der Sache drinnen steht. Wir haben doch [bei den Vorträgen in London, Wien und Den Haag] gefunden, dass in diesem Falle die Leute mit dem, was man sagt, etwas anzufangen wissen. Sie wissen: Es ist etwas, was neu in die Welt tritt. Währenddem, wenn man das vermeidet, so sagen sich die Leute: Gewiss, über das oder jenes Heilmittel in Beziehung zum menschlichen Organismus gibt es ja diese oder jene schöne Ansichten, die schon da waren und wieder weggegangen sind und so weiter, und da tritt wieder eine Ansicht auf. – Nun, nicht wahr, beurteilen sie es so, dass

sie den einen klinischen Bericht oder eine klinische Abhandlung von irgendwo auswärts und eine andere klinische Abhandlung von uns sehen, ja, dann können sie es nicht unterscheiden. Wenn wir aber kommen mit dem, was uns wirklich hereinführt in das Zentrum des Krankseins, so kann man das nicht anders behandeln, als indem man von Ätherleib und so weiter spricht, wenn auch vielleicht mit einer anderen Terminologie. Dann wissen die Leute, woran sie sind. Und das ist auch das, was am weitesten geführt hat. Es kommt nicht eigentlich auf den Namen Anthroposophie zunächst an, aber es kommt darauf an, dass man nirgends zurückschreckt vor dem, was sachlich notwendig ist. (260, 88 f.)

In seiner Erläuterung fuhr Rudolf Steiner sodann fort:

Was meinen Sie, wie viel wohlwollende Menschen sind zu mir gekommen und sagten: Das Wort Ätherleib, ach, davor haben die Leute ein Grauen! Könnte man nicht sagen: das Funktionelle im menschlichen Organismus? – Nun heißt das aber gar nichts. Mit dem Wort «Funktionelles im menschlichen Organismus» ist gar nichts gesagt. Währenddem, wenn man spricht vom Ätherleib, so ist der Unterschied der: Für den physischen Leib sind zuletzt alle die Kräfte, welche die Richtung der Gravitation haben, mechanisch auf die Gravitation zu bringen, während im Ätherleib alle Kräfte sich bringen lassen auf die Peripherie, alles Gleitende, Schleifende. Da hat man diesen Unterschied. Aber wenn man sagt «das Funktionelle im menschlichen Organismus», dann meint man ja mit der Funktion nicht diesen radikalen Gegensatz. Also diese wohlwollenden Vorschläge, die manchmal gerade von Außenstehenden kommen, können wir nicht berücksichtigen. (260, 90)

Rudolf Steiners Antwort an Emmelina de Renzis war neben einer positiven Formulierung der fachspezifischen Weihnachtstagungs-Intention nicht nur von einer deutlichen Kritik an bisher praktizierten Usancen innerhalb der anthroposophischen Ärzteschaft durchsetzt *(«Nun, nicht wahr, beurteilen sie es so, dass sie den einen klinischen Bericht oder eine klinische Abhandlung von irgendwo auswärts und eine andere klinische Abhandlung von uns sehen, ja, dann können sie es nicht unterscheiden.»)*, sondern implizierte auch eine deutliche Akzentuierung des nunmehr notwendigen Vorgehens. Noch im Frühjahr 1920 war Rudolf Steiner dem bunten, aus verschiedenen «Alternativ»-Richtungen entstammenden und zum Teil auch dezidiert schulmedizinisch geprägten Kollektiv der zum ersten Ärztekurs in Dornach eingetroffenen Mediziner[24] weit entgegengekommen, hatte zahllose Verständnisbrücken eröffnet und am 22. März im Verlauf des zweiten Vortrags eine pathogenetische Schilderung mit den Worten begonnen: «*Wenn man […] ausgeht von den Andeutungen des Kranken in dem, […] was wir Ätherleib nennen, oder wenn Sie es so frisieren wollen, dass es Ihnen von außen, von den Leuten, die nichts wissen wollen von diesen Dingen, nicht übel genommen wird, so können Sie auch sagen, Sie wollen reden zunächst von den Andeutungen des Krankseins im Funktionellen oder Dynamischen, also von den Anflügen, die gewissermaßen erst da sind zum Kranksein*»… (312, 40). Am Ende des Jahres 1923 erklärte Rudolf Steiner ein solches Vorgehen für nicht länger mehr möglich[25] – in einer entschiedenen Willenswendung zur Zukunft, in gedrängter letzter Lebenszeit, nach Jahren der inneranthroposophischen Stagnation und zivilisatorischen Eskalation, insbesondere aber im Angesicht der spirituellen Tat-Handlung der Weihnachtstagung selbst, vor deren alleiniger Rechenschafts-Verantwortung Rudolf Steiner von nun an stand:

> Was durch die Weihnachtstagung in die Anthroposophische Gesellschaft als Impuls hineingekommen ist, soll in der Tat etwas Tiefgehendes darstellen, sodass manches, worüber vor der Weihnachtstagung das eine oder andere Wort charakterisierend ausgesprochen worden ist, jetzt im gegensätzlichen Sinn besprochen werden muss. (260 a, 353)

*

Zum Abschluss der Weihnachtstagung, als vorletzter Redner, äußerte sich am späten Vormittag des 1. Januar 1924 der junge Psychiater und seit wenigen Wochen amtierende Generalsekretär der holländischen Landesgesellschaft, Frederik Willem Zeylmans van Emmichoven – in dessen Den Haager Privatklinik Rudolf Steiner die gegenüber de Renzis ins Feld geführten Vorträge gehalten hatte –, auf eine abschließende Fragenaufforderung Steiners («*Wünscht weiter jemand zu irgendeiner Frage das*

Wort?» 260, 267) zur Medizin und zur Gründung der Medizinischen Sektion am Goetheanum. Zeylmans' überraschende Formulierungen[26] wurden nicht mitstenographiert; in der indirekten und zusammenfassenden Darstellung seiner Wortmeldung aber hieß es:

> Dr. Zeylmans spricht vom medizinischen Standpunkt. Es gibt wohl kein Gebiet, wo man so sehr eine Erneuerung braucht, wie das der Medizin. Die bei der Gründung der kleinen Klinik im Haag anwesenden fünfunddreißig Ärzte waren am Schluss sehr begeistert gewesen von den Vorträgen. Man kann schon sagen, man möchte nicht anderes haben, aber mehr haben. Die bisherigen Vorträge waren großartig, aber man möchte nicht nur eine solche Brücke haben, sondern ein völlig neues Reich im Herzen gründen, damit es möglich werde, als Arzt zum Heiler zu werden, wie das früher war. Er begrüßt daher besonders die Gründung der Medizinischen Sektion. (260, 267)

Rudolf Steiner verwies Willem Zeylmans – und die versammelten Mitglieder der Anthroposophischen Gesellschaft – für die Beantwortung dieser Frage nach der «Gestaltung der medizinischen Arbeit» auf seine bevorstehenden Abendausführungen (*«Sie gestatten, meine lieben Freunde, dass ich über solche Fragen, wie die Gestaltung zum Beispiel der medizinischen Arbeit, wie wir sie uns denken, hier weiter im Anschlusse an meinen heutigen Abschiedsvortrag noch einige Worte anfüge. […] Was ich selber Ihnen zum Abschied zu sagen habe, was ich zu sagen habe über solche Fragen, wie sie jetzt in so dankenswerter Weise von Dr. Zeylmans angeregt worden sind, werde ich mir erlauben, in Verbindung mit meinem Vortrag am Abend vorzubringen.»* 260, 267 f.). In seinen entsprechenden Abenddarstellungen ging Rudolf Steiner dann von den zivilisatorischen Bedingungen der Gegenwart aus («Wenn man heute in die Welt hinaussieht, so bietet sich, zwar seit Jahren schon, außerordentlich viel Zerstörungsstoff. Kräfte sind am Werk, die ahnen lassen, in welche Abgründe die westliche Zivilisation noch hineinsteuern wird.» 260, 270) und schilderte weitreichende spirituelle Erfahrungen – in der Thematik der esoterischen «Klassenstunden», die sechs Wochen später in Dornach beginnen sollten. Die Menschen der Gegenwart, so Steiner, bewegten sich an die

Schwelle zur geistigen Welt, jedoch aufgrund ihrer mangelnden seelisch-geistigen Kräfte nur schlafend – und würden von deren «Hüter» zurückgewiesen. Gelangten sie dagegen mit den unverwandelten Begriffs- und Gedankenformen des herrschenden Materialismus realiter in die Geistwelt, so würde ihre seelische Paralyse beim Wiedererwachen erfolgen (*«Würde der Hüter der Schwelle nicht ernst diese Seelen zurückgestoßen, viele Seelen der gegenwärtigen Menschen zurückstoßen, würde er sie hinüberlassen in die geistige Welt, dann würden sie, wenn sie wiederum aufwachend zurückkommen, beim entscheidenden Aufwachen das Gefühl haben: Ich kann ja nicht denken, meine Gedanken ergreifen mein Gehirn nicht, ich muss gedankenlos durch die Welt gehen.»* 260, 274) – eine Situation, die Rudolf Steiner auch für das nachtodliche geistige Dasein und die Reinkarnationsbedingungen der Menschheit mit den Worten skizzierte:

> […] Wenn der Zustand, der so erlebt wird vor dem Hüter der Schwelle, lange genug fortdauern würde, das heißt, wenn die menschliche Zivilisation lange genug unter demjenigen bliebe, was man heute in den Schulen aufnehmen, durch die Zivilisation überliefert erhalten kann, dann würde aus dem Schlafe Leben werden. Die Menschenseelen würden hinübergehen durch die Pforte des Todes in die geistige Welt, aber nicht wieder eine Kraft der Ideen in das nächste Erdenleben bringen können. Denn man kann hinein mit den heutigen Gedanken in die geistige Welt, nicht aber mit ihnen wieder heraus. Man kann nur seelisch paralysiert wieder herauskommen.
> Sehen Sie, die Zivilisation der Gegenwart lässt sich begründen mit dieser Form des geistigen Lebens, die eben seit so langer Zeit gepflegt worden ist; aber das Leben lässt sich damit nicht begründen. Diese Zivilisation könnte eine Zeit lang fortgehen. Die Seelen würden eben während des Wachens nichts ahnen von dem Hüter der Schwelle, während des Schlafens von ihm zurückgewiesen werden, damit sie nicht paralysiert würden, und zuletzt würde das bewirken, dass ein Menschengeschlecht in der Zukunft geboren würde, welches keinen Verstand, keine Möglichkeit, Ideen im Leben anzuwenden, in diesem künftigen Erdenleben zeigte, und das Denken, das Leben in Ideen würde von der Erde verschwinden. Ein krankhaftes, bloß instinktives Menschengeschlecht würde die Erde bevölkern müssen. Schlimme Gefühle und Emotionen allein, ohne die orientierende

> Kraft der Ideen, würden Platz greifen in der Menschheitsentwickelung. (260, 274 f.)

Die Dornacher Hochschule für Geisteswissenschaft habe, so Steiner, in dieser Situation die zentrale zivilisatorische Aufgabe, Menschen in wacher Weise für den bewussten Übertritt der Schwelle zur geistigen Welt vorzubereiten; sie müsse künftig dazu in der Lage sein, ein neues, spiritualisiertes Denken und damit einen entscheidenden Gegenpol zu den angebrochenen Entwicklungen auszubilden – mit therapeutisch-heilsamen Implikationen für die Zukunft des Einzelnen und der Gesellschaft:

> [...] Hier in Dornach muss eine Stätte sein, wo für diejenigen Menschen, die es hören wollen, gesprochen werden kann von allen wichtigen, unmittelbaren Erlebnissen in der geistigen Welt. Hier muss eine Stätte sein, wo die Kraft gefunden wird, nicht bloß in ausspintisierender, dialektisch-empirischer Wissenschaftlichkeit der Gegenwart hinzudeuten darauf, dass es da oder dort solche kleinen Spuren des Geistigen gibt, sondern wenn Dornach seine Aufgabe erfüllen will, dann muss hier offen von dem, was in der geistigen Welt vorgeht geschichtlich, was in der geistigen Welt vorgeht als Impulse, die dann in das natürliche Dasein hineingehen und die Natur beherrschen, es muss in Dornach von wirklichen Erlebnissen, von wirklichen Kräften, von wirklichen Wesenheiten der geistigen Welt der Mensch hören können. Hier muss die Hochschule der wirklichen Geisteswissenschaft sein. Und wir dürfen fortan nicht zurückweichen vor den Anforderungen heutiger Wissenschaftlichkeit, die die Menschen so, wie ich es geschildert habe, schlafend vor den ernsten Hüter der Schwelle führt. Man muss sozusagen in Dornach Kraft gewinnen können, sich – geistig sei es gemeint – Auge in Auge der geistigen Welt wirklich gegenüberzustellen, von der geistigen Welt zu erfahren. [...] In Dornach wird ein Mittelpunkt geistiger Erkenntnis geschaffen werden. (260, 275 ff.)

Ohne jede weitere Erläuterung und Überleitung kam Rudolf Steiner an dieser Stelle seiner Ausführungen auf die Bemerkungen Willem Zeylmans van Emmichoven zurück – und sagte:

> Deshalb klang es heute Vormittag wirklich schön, als gesprochen worden ist für ein Gebiet, das hier in Dornach gepflegt werden soll,

für das Gebiet der Medizin, von Dr. Zeylmans, dass heute nicht mehr Brücken gebaut werden können von der gewöhnlichen Wissenschaft aus in dasjenige, was hier in Dornach begründet werden soll. Wenn wir dasjenige, was auf unserem Boden medizinisch erwächst, so beschreiben, dass wir den Ehrgeiz haben: unsere Abhandlungen können bestehen vor den gegenwärtigen klinischen Anforderungen – dann, dann werden wir niemals mit den Dingen, die wir eigentlich als Aufgabe haben, zu einem bestimmten Ziele kommen, denn dann werden die anderen Menschen sagen: Nun ja, das ist ein neues Mittel; wir haben auch schon neue Mittel gemacht. – Dasjenige, um was es sich handelt, ist doch, dass tatsächlich hereingenommen werde in das anthroposophische Leben solch ein Zweig der Lebenspraxis, wie es die Medizin ist. Das habe ich wohl als eine Sehnsucht von Dr. Zeylmans heute Vormittag richtig verstanden. Denn zu diesem Ziele sagte er doch: Derjenige, der heute Arzt geworden ist, sagt: Ich bin eben Arzt geworden – aber er sehnt sich nach etwas, was aus einer neuen Weltenecke heraus Impulse gibt.

Und sehen Sie, auf dem Gebiete der Medizin soll das in eindeutiger Weise in der Zukunft von Dornach aus hier so gemacht werden, wie mancher andere Zweig des anthroposophischen Wirkens, der im Schoße des Anthroposophischen geblieben ist, eben gewirkt hat; und wie jetzt, mit Frau Dr. Wegman als meiner Helferin, ausgearbeitet wird gerade jenes ganz aus der Anthroposophie herauskommende medizinische System, welches die Menschheit braucht, und das demnächst vor die Menschheit treten wird. Ebenso wird es meine Absicht sein, eine engste Beziehung zu dem ja so segensreich wirkenden Klinisch-Therapeutischen Institut in Arlesheim, eine möglichst intime Verbindung des Goetheanums mit diesem Institute in möglichster Bälde, in kurzer Zukunft herzustellen, sodass tatsächlich dasjenige, was da gedeiht, in der wirklichen Orientierungslinie der Anthroposophie liegen wird. Das ist auch dasjenige, was Frau Dr. Wegmans Absicht ist. (260, 277 f.)

In der direkten Kontinuität seiner sieben Tage zuvor gegenüber Emmelina de Renzis formulierten Sätze und mit offensichtlicher Radikalisierung der von Zeylmans selbst vertretenen Position *(«dass heute nicht mehr Brücken gebaut werden können von der gewöhnlichen Wissenschaft aus in dasjenige, was hier in Dornach begründet werden soll»)* stellte Steiner damit die von ihm gemeinsam mit Ita Wegman vollzogene Erarbeitung und Vertretung des «aus der Anthroposophie herauskommenden medizinischen

Systems» in einen unmittelbaren Bezug zur zentralen Aufgabe des Goetheanums als eines Zukunfts-Ortes, an dem «von wirklichen Erlebnissen, von wirklichen Kräften, von wirklichen Wesenheiten der geistigen Welt» gesprochen werden und an dem die Menschen eine spezifisch spirituelle Schulung erhalten sollten (*«[...] Derjenige, der eine esoterische Vertiefung zum Beispiel in der Medizin sucht, wird sie stufenweise finden können dadurch, dass die Leitung der medizinischen Sektion dafür Einrichtungen trifft.»* 260 a, 131). In seiner durch Willem Zeylmans angestoßenen Ausführung fuhr Steiner nach der Betonung der notwendigen Vereinigung der Arlesheimer Klinik mit dem Dornacher Goetheanum sodann in allgemeiner Wendung fort:

> Nun, damit aber hat ja Dr. Zeylmans hingewiesen für ein Gebiet auf dasjenige, was sich der Vorstand von Dornach nun auf allen Gebieten des anthroposophischen Wirkens zu seiner Aufgabe machen wird. Man wird daher in Zukunft wissen, wie die Dinge stehen. Man wird nicht sagen: Bringen wir dorthin Eurythmie; wenn die Leute zuerst Eurythmie sehen und nichts hören von Anthroposophie, da gefällt ihnen die Eurythmie. Dann vielleicht kommen sie später, und weil ihnen die Eurythmie gefallen hat und sie erfahren, dass hinter der Eurythmie die Anthroposophie steht, dann gefällt ihnen die Anthroposophie auch. – Oder: Man muss den Leuten zuerst die Praxis der Heilmittel zeigen, man muss ihnen zeigen, dass das richtige Heilmittel sind, dann werden die Leute das kaufen. Dann werden sie später einmal erfahren, da stecke die Anthroposophie dahinter, und dann werden Sie auch da an die Anthroposophie herankommen. –
> Wir müssen den Mut haben, solch ein Vorgehen verlogen zu finden. Erst wenn wir den Mut haben, solch ein Vorgehen verlogen zu finden, es innerlich verabscheuen, dann wird Anthroposophie ihren Weg durch die Welt finden. Und in dieser Beziehung wird schon gerade das Wahrheitsstreben dasjenige sein, was in der Zukunft von Dornach hier ohne Fanatismus, sondern in ehrlicher, gerader Wahrheitsliebe verfochten werden soll. Vielleicht können wir gerade dadurch eben manches gutmachen, was in den letzten Jahren in so schwerer Weise versündigt worden ist. (260, 278 f.)[27]

Rudolf Steiner beendete seine Ausführungen in der Dornacher Schreinerei am 1. Januar 1924 gegen 21 Uhr mit dem Sprechen der Grundsteinmeditation, womit die Weihnachtstagung der Allgemeinen Anthroposophischen Gesellschaft geschlossen wurde. Nur vierzehn Stunden später begannen die Kursunterweisungen für die «jungen Mediziner», zu denen Steiner wenige Wochen zuvor auch Willem Zeylmans van Emmichoven persönlich eingeladen hatte.[28]

*

III.
Zur Komposition der Kurse für die «jungen Mediziner»

[...] Es müsste vom gegenwärtigen Zeitpunkte an, von dem Zeitpunkte an, dessen Ausgangspunkt in unserer Dornacher Weihnachtstagung liegt, von diesem Zeitpunkte an müsste in der ganzen Auffassung der anthroposophischen Bewegung auch auf den einzelnen Gebieten eine Art Umschwung eintreten. Und indem Ihr zunächst Euren medizinischen Weg suchet, müsst Ihr Euch innerlich beteiligen gleich von Anfang an an diesem realen Umschwung so, dass es sich sozusagen nicht handeln kann beim esoterischen Wege um eine Beigabe, sondern dass es sich nur handeln kann um eine völlige Erfüllung des Lebensweges mit den esoterischen Impulsen. Alles was dazu getan werden kann, soll in den Vorträgen getan werden. (316, 74)

1. Grundmotive

Der am 2. Januar im Dornacher «Glashaus» von Rudolf Steiner eröffnete Kurs für die «jungen Mediziner» trug – Steiners Sekretär Guenther Wachsmuth zufolge – den Titel: *«Moral des medizinischen Studiums und der Praxis (esoterisch und exoterisch)»*[29]. Er fand im Beisein nicht nur Ita Wegmans, sondern des gesamten «esoterischen Vorstands» statt («Der ganze Vorstand nahm an dem Kurs teil und saß vorne im Saal an einem Tisch.» van Deventer[30]) – als erste systematische Fachunterweisung der neu begründeten Freien Hochschule für Geisteswissenschaft. Wie zuvor zitiert, hatte Rudolf Steiner das Geschehen der Grundsteinlegung, ja diesen selbst mit den Qualitäten der «Gesinnung» und des «Willens» in einen immanenten Zusammenhang gebracht («Der Boden, in den der «Grundstein» gelegt wurde, konnten nur die Herzen und Seelen der in der Gesellschaft vereinigten Persönlichkeiten sein, und der Grundstein selbst muss die aus der anthroposophischen Lebensgestaltung quellende *Gesinnung* sein. Diese Gesinnung bildet in der Art, wie sie von den Zeichen der gegenwärtigen Zeit gefordert wird, der *Wille*, durch menschliche Seelenvertiefung den Weg zum Anschauen des Geistes und zum Leben aus dem Geiste zu finden.»). Nun eröffnete er für die anwesenden Medizinstudenten und jungen Ärzte erstmals umfänglich und unter spirituell-esoterischen Gesichtspunkten deren fachspezifische Relevanz – in Gestalt eines auszubildenden *Heil-Willens* und einer *ärztlich-therapeutischen Gesinnung.* Deutlich machte Rudolf Steiner im Sinne der Weihnachtstagung und der Mitte Februar beginnenden «Klassenstunden» dabei von Anfang an, dass die mit diesen Qualitäten zusammenhängenden Fragen bzw. inneren Wege nicht zuletzt eine Frage des *Mutes* seien – eines realen Erkenntnismutes, der sich den im Willensbereich anwesenden Kräften der Furcht entgegenstellt und sich in letzter Konsequenz auch in einen therapeutisch relevanten *Heil-Mut* zu verwandeln vermag.[31] Am 4. Januar sagte er zu den Medizinern:

> Es nützt nichts, wenn wir versuchen, hier bei einer anthroposophischen Betrachtung über den Menschen uns gewissermaßen zu genieren vor denjenigen, welche aus der heutigen Wissenschaftlichkeit heraus allerlei Ansichten über den Menschen haben, eigentlich Nichtansichten über den Menschen haben, und wenn wir versuchen, möglichst wenig von den Dingen, die so allgemein üblich sind, abzuweichen. Denn dasjenige, was vorliegt, ist, dass in großen und bedeutenden Tatsachen die Wahrheit von dem, was heute üblich ist, ganz beträchtlich abweicht. Ganz außerordentlich stark weicht die Wahrheit ab von dem, was heute allgemein üblich ist. Und deshalb wird derjenige, der heute nach der Wahrheit strebt, auch den *Mut* haben müssen, manches einzusehen, was vor der gegenwärtigen Wissenschaftlichkeit geradezu als etwas außerordentlich Absurdes gilt. (316, 43; Hervorhebung v. V.)

Es könne, so Steiner weiter – und in einer die Aussagen der bisherigen Ärztekurse übersteigenden Radikalität –, überhaupt keine Medizin geben, *«ohne dass die Ergebnisse der Geisteswissenschaft in ihr vorhanden sind»*. (316, 59)
Wie der gesamte Verlauf der Vorträge resp. ihr innerer Duktus zeigte, ging es Rudolf Steiner im Hinblick auf die notwendige Mut-Qualität nicht primär – oder gar ausschließlich – um die angesprochene Rezeption von Forschungsresultaten der anthroposophischen Geisteswissenschaft, sondern in erster Linie um das *mutvolle* Gehen eines inneren Entwicklungsweges – als Voraussetzung aller nachfolgenden Studien («Es war stets so, dass in esoterischen Schulrichtungen und in dem, was aus diesen Richtungen kommt, appelliert werden soll an die Schüler selbst.» 316, 83). Im Geist der Weihnachtstagung thematisierte Rudolf Steiner jenen *«innerlichen seelischen Mut, der da die Kräfte und Fähigkeiten ergreift, die die Wege gehen können, die zur wahren, zur echten, zur lichtvollen Geist-Erkenntnis führen»* (270/I, 14) und hob gegenüber den jungen Medizinern mit Nachdruck hervor, *«dass gerade im Medizinischen viel mehr Ernst gemacht werden muss*

mit dem, was esoterisches, geistiges Leben ist» (316, 63). In einer Notizbucheintragung im Umkreis der Januarvorträge notierte er in weiterer Verdichtung:

Die Medizin muss Ernst machen mit dem geistigen Leben.

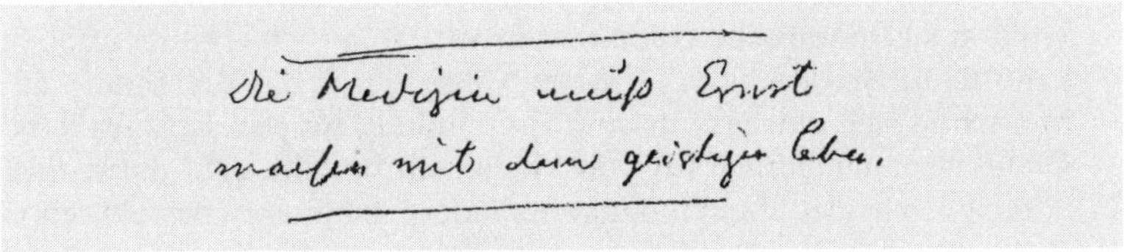

Notizbuch 580, Rudolf Steiner Archiv

Einen «möglichst starken Eingang in das Esoterische der Medizin» zu erzielen, war daher auch die zentrale Intention der am 2. Januar begonnenen Kursstunden. (316, 141)
Rudolf Steiner sprach im Januar und April 1924 vor überwiegend jungen Menschen – vor Angehörigen einer Generation, deren spirituelle Möglichkeit *und* Gefährdungen er wiederholt dargestellt hatte[32]. Die Kurse für die «jungen Mediziner» waren eindeutige Schulungskurse; sie sollten den Medizinstudenten ermöglichen, zu einer «größeren Bestimmtheit» ihrer geistigen Sehnsucht zu gelangen, zu einer «größeren inneren Klarheit» und «größeren inneren Kraft» (316, 73) – auf einem sehr methodischen, spezifisch ärztlich-therapeutischen Weg. Die Studierenden und jungen Ärzte sollten auf dem – freiwilligen – Verfolg dieses Weges neue Erkenntnis- und Handlungsorgane ausbilden, die ihnen gestatten würden, die aus der Anthroposophie heraus ermöglichte Heilkunst eigenständig leben und öffentlich vertreten zu können. Wenn Rudolf Steiner im Mai 1924 schrieb: «Esoterik beruht auf dem [...] Verinnerlichen in der Mitteilung von Wahrheiten. Man sollte in dieser Verinnerlichung etwas von dem Impuls sehen, den die Weihnachtstagung in die Anthroposophische Gesellschaft hat bringen wollen.» (260 a, 74 f.), so gehörten entsprechende Hilfestellungen und Anleitungen zur «Verinnerlichung» medizinisch bedeutsamer Inhalte der anthroposophischen Menschen- und

Kosmoskunde zum zentralen Motiv der fachlichen Kurskomposition. Nach einer differenzierten Schilderung anthropologisch-kosmologischer Zusammenhänge sagte Rudolf Steiner daher auch im fünften Vortrag des Januarkurses:

> Alle solche Erkenntnis hat nur Wert, wenn sie sich unmittelbar einsenkt in das moralische Gemüt, wenn man innerlich Schauer erleben kann dadurch, dass man in dieser Weise durch die Betätigung des Menschen sich einsenkt in eine Empfindung für den Kosmos. Und meditieren, namentlich für den Mediziner, besteht nicht darin, dass er lediglich brütet über Gedanken, sondern meditieren besteht schon darin, dass man sich solche Zusammenhänge vor die Seele bringt und in diesen Zusammenhängen innere differenzierte Gefühle, an denen man innere Erschütterungen aller möglichen Arten erleben kann. (316, 79)

In diesem Sinne sollte die medizinische Meditation in den ganzen «seelischen Menschen» hinein gehen, «tief innerliches Leben» (316, 79), ja eine «Empfindungsvertiefung» der Seele (316, 80) bzw. den Erwerb einer «verfeinerten Seelenkraft» anregen (*«Nun werdet Ihr ja natürlich eine verfeinerte Seelenkraft bekommen dadurch, dass Ihr solche Dinge auf Eure Seelenkräfte wirken lasst.»* 316, 135) – eine reale «Umgestaltung» des Gemütes, die nach Rudolf Steiner ein völlig verändertes Verhältnis zur Umgebung ermöglicht (*«[...] Wenn Ihr in dieser Weise Euer Gemüt gewissermaßen umgestalten könnt, richtig umgestalten, dann werdet Ihr ja finden, dass Eure Seele ganz anders empfinden lernt, ganz anders sich stellen lernt zu der Umgebung, in der Ihr seid.»* 316, 83)[33], d. h. dem medizinisch Tätigen erweiterte Weisen der therapeutischen Partizipation und Handlung zu erschließen vermag:

> Aber Ihr müsst ungeheuer ernst das medizinische Leben nehmen und das meditative Leben wirklich so kraftvoll in Eurer Seele gestalten, dass Ihr durch dieses meditative Leben eben anders sehen, anders die Welt ergreifen lernt. (316, 128)

Obwohl Rudolf Steiner sich kursimmanent auf entsprechende Andeutungen beschränkte, war bis in die gewählten Formulierungen hinein deutlich, dass der «möglichst starke Eingang in das Esoterische der Medizin» den realen Neubeginn eines medizinischen Mysterienwesens in seinen schulenden Potenzen bedeutete[34]; freiheitlich ergriffen und durchlaufen werden sollte ein spiritueller Weg der Wandlung und «Neuwerdung» – als Voraussetzung einer Ausbildung vertiefter diagnostisch-therapeutischer Fähigkeiten:

> Wie gesagt, Ihr müsst so etwas wie dieses nur ganz im vollen Ernste nehmen, aber so ernst nehmen, dass es Eueren Leib bildet [...] (316, 133)

*

Insbesondere Rudolf Steiners einleitend-konzeptionelle Darstellungen zu Beginn des Vortrages vom 5. Januar, aber auch seine weiteren Ausführungen innerhalb der «Jungmediziner»-Kurse ließen erkennen, dass der Lehrunterweisung vom Januar und April 1924 ein methodisch dreistufiger Aufbau zugrunde lag – ein Aufbau, der die Schritte von der «exoterischen» Anthropologie und Kosmologie (als einer medizinischen Grundlagenerkenntnis) über deren «esoterische» Vertiefung und Verinnerlichung (insbesondere durch mantrische Übungen) zur Ausbildung einer spezifisch medizinischen «Moral» beinhaltete. Diese drei Aspekte der Kurse – die als solche, so Steiner, integrale Bestandteile eines künftigen Medizinstudiums sein müssten – durchdrangen einander, in innerer Bezogenheit und gegenseitiger Verweisung. Sie kulminierten jedoch im eindeutigen Erwerb eines ärztlichen Ethos bzw. einer medizinischen Gesinnung auf exoterisch erarbeiteten und esoterisch vertieften Wegen[35] *(«Moral des medizinischen Studiums und der Praxis – esoterisch und exoterisch»)*[36], d. h. mündeten letztlich in eine fundamentale Neubegründung des therapeutischen Handelns unter den Voraussetzungen eines neuzeitlichen Mysterienwesens.
Als exoterische Grundlagen-Erkenntnis des ärztlichen Berufes verstand Rudolf Steiner dabei eine anthroposophisch erweiterte Anthropologie und Kosmologie, die die Konstitution des Menschen in ihren immanenten Bezügen zur Naturumgebung erhellt und bis in die evolutionäre Werdegestalt hinein zur Darstellung

bringt. Zum Zeitpunkt des ersten Kurses für die «jungen Mediziner» hatte Rudolf Steiner eine so gehaltene und der Anthroposophie zuinnerst angehörende «physio-logische» Menschenkunde[37] seit über zwei Jahrzehnten gelehrt und in immer weiteren Aspekten aufgezeigt («Und heute liegt schon die Möglichkeit vor, dass dasjenige, was in einer kurzen Skizze angedeutet ist, durch viele Einzelheiten, die in Zyklen und Schriften von mir vorliegen, ausgebaut werde.» 316, 58). Die in den «Jungmediziner»-Kursen von Steiner entworfene exoterische «Skizze» oder «Kohlezeichnung»[38] wies vor diesem umfassenden Gesamthintergrund nicht nur eine markante Akzentuierung und spezifisch verdichtete Ausrichtung vor (s. u.), sondern war von Anfang in einer Weise formuliert, die ein besonderes «Einleben» in die geschilderten Naturzusammenhänge eröffnen bzw. deren intensives «Erleben» sukzessive vorbereiten und ermöglichen sollte – *«Es handelt sich darum, dass man von dem ausgeht, was erlebt werden kann. Und dasjenige, was erlebt werden kann, muss sich tief mit der ganzen Menschenwesenheit verbinden, wenn man sich in den Dienst der Weltgestaltung stellen will. Und das tut man, wenn man heilen will.»* (316, 76). Von zentraler Bedeutung war dabei eine von Rudolf Steiner unternommene – in der alten Mysterienschule konstitutive und in den esoterischen Klassenstunden fortgeführte – Führung der Hörer (oder Schüler) in die Wesenheit der Elemente[39] bzw. in die elementaren Organisationsstufen des menschlichen Leibes, die Steiner bereits durch die Gabe der kursvorbereitenden «Wärme-Meditation» begonnen hatte[40] und in den Januar- und Aprilstunden in vielfältiger Weise fortsetzte («Es ist schon notwendig, dass man sich wieder einlebt in auch äußere substantielle Agenzien, dass man sich wieder einlebt in das, was einmal genannt worden ist das Erdige, das Flüssig-Wässrige, das Luftartige, das Feurige.» 316, 76). Bereits in seinen exoterischen Schilderungen bereitete Steiner das intendierte «esoterische Erleben der Welt» (270/I, 89 f.) in diesem Sinne fachspezifisch vor und zeigte dabei u. a. auf, wie die einzelnen Elementarqualitäten in der Umwelt, im eigenen leiblichen Organismus, aber auch in ihren seelisch-geistigen Aspekten in vertiefter Weise erfahren werden können. Deutlich wurde dabei, dass die exoterische Anthropologie von Rudolf Steiner in einem Duktus eröffnet wurde, der die Verbindung, ja das «Zusammenwachsen» des Menschen mit den Qualitäten der Welt in ihren physischen wie moralischen Implikationen intendierte und zu einer realen Erfahrungsweise des Kosmos führen konnte, in dessen immanentem Bezug das menschliche Dasein sich auf allen Wesensschichten ereignet – *«und so ist es schon notwendig, dass man sich wiederum einlebt in ein Mitleben mit der ganzen Weltwesenheit, mehr oder weniger mit der ganzen Wesenheit des äußeren Kosmos.*[41] *Der Mensch erlebt heute den Kosmos nicht, und weil er den Kosmos nicht erlebt, erlebt er die Geistigkeit nicht. Denn die Geistigkeit ist nur zu erringen auf dem Umwege durch den Kosmos.»* (316, 73)[42]. Wenn Rudolf Steiner auch in expliziter Weise hervorhob, dass nach der Bewältigung einer exoterischen Grundlegung *«im Esoterischen eigentlich alles auf ein empfindungsgemäßes Erleben des gesamten Kosmos im Zusammenhang mit dem ganzen Menschen»* zielen müsse (316, 79), so war doch durch die gesamte Art des Kursaufbaus ab der ersten Stunde deutlich, dass schon die exoterische Anthropologie und Kosmologie der «Jungmediziner»-Unterweisung auf diese Ermöglichung des «empfindungsgemäßen Erlebens» als eines gesteigerten «inneren Natursinns» zielte und in ihm ihre besondere, letztlich auf die medizinische Moral hin orientierte Ausrichtung fand. In seinen kursvorbereitenden Notizbucheintragungen vermerkte Steiner:

> Die Ärzte müssen die Pfleger der Wiesen und Felder sein.
> Ein Arzt, der in Liebe die Fluren abging: seine Kräuter haben geholfen.[43]

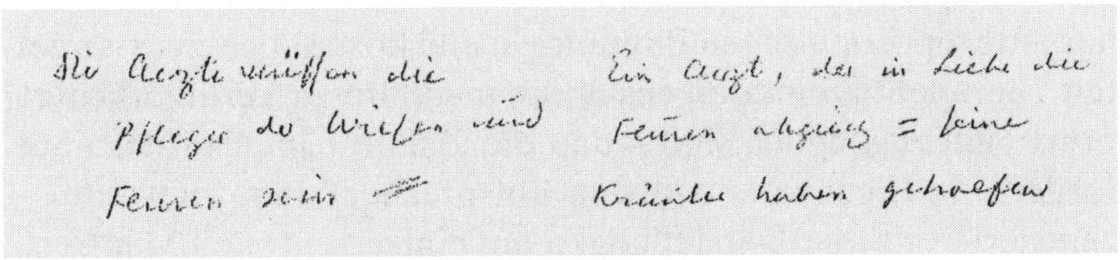

Notizbuch 580, Rudolf Steiner Archiv

*

«Daher sollte es schon so sein: erster Kursus für Medizinstudierende: […] Schaffung einer Grundlage mehr oder weniger durch Natur- und Menschenerkenntnis, kosmische und Menschenerkenntnis. Dann zweiter Kurs: die esoterische Vertiefung in die Wirkung der medizinischen Kräfte […].» (316, 116f.). Beschrieb Rudolf Steiner in der weiter oben zitierten Schriftdarstellung vom Mai 1924, dass die Esoterik auf einem «Verinnerlichen in der Mitteilung von Wahrheiten» beruhe, so skizzierte er für die zweite Stufe seiner medizinischen Unterweisung die möglichen Wege und Intentionen einer praktizierten medizinischen Esoterik – in grundsätzlichen Ausführungen und anhand konkreter, von ihm aufgezeigter Übungswege. Die meditative Vertiefung in geisteswissenschaftliche Inhalte und Zusammenhänge bzw. die Um- und Weiterbildung der eigenen Seelenkräfte anhand dieser Übungen stand im Zentrum von Rudolf Steiners entsprechenden Darstellungen – eine Weiterbildung, die Steiner als *«Belebung»*, *«Erweckung»* (316, 83) oder *«Auferweckung»* (316, 122) von Wissensinhalten, aber auch von Kräften und Fähigkeiten verstand, die der menschlichen Seelenkonfiguration in ihrer kosmischen Bezogenheit ursprünglich eigen sind, jedoch zu ihrer Aktualisierung und spezifisch medizinisch-therapeutischen Inanspruchnahme eigener Hilfestellungen bedürfen (*«Die Heilkräfte werden erst verraten von den Dingen, wenn man an sie herantritt mit gewissen geweckten Seelenkräften. Es wird nun an Euch liegen, Schritt für Schritt diese Seelenkräfte zu wecken, damit die Dinge zu Euch in ihrer Art so sprechen, wie sie durch Euch, durch Euer ärztliches Wirken den Menschen helfen können.»* 316, 122).
Obwohl Rudolf Steiner an verschiedenen Stellen seiner Kursunterweisung deutlich machte, wie die verschiedensten Aspekte einer anthroposophischen Physiologie und kosmologisch orientierten Therapeutik einer eigenständig-meditativen Verinnerlichung prinzipiell zugänglich sind – und die Zuhörer implizit dazu aufforderte, in Eigenverantwortung entsprechend tätig zu werden –, zentrierte er seine Darstellungen um einige zentrale «Mantren», die er formulierte und in ihren inhaltlichen Implikationen im Einzelnen erläuterte. Steiner beschrieb, welche Bedeutung einer

wiederholten Versenkung in den in mantrischer Form[44] gefügten Zusammenhang zukomme («Wir müssen im Naturrhythmus uns immer wieder finden, wenn wir lebendiges und nicht totes Wissen erwerben wollen. Das Wissen, die Wissenstätigkeit muss immer wieder rhythmisch wiederholt werden.» 316, 67) – und inwiefern eine solche mantrische Arbeit es dem medizinischen Meditanten auf dem Verfolg seines inneren Weges gestatte, zu vertieften Erlebnisschichten vorzustoßen, letztlich zu den wesenhaften Kräften und Mächten, die den Naturprozessen in Gesundheit, Krankheit und Heilung wirkend zugrunde liegen:

> Und so muss man versuchen, sich in die Intentionen der Götter, der göttlich-geistigen Wesenheiten zu versetzen, die hinter dem Physischen stehen. Das muss dann im zweiten [esoterischen] Kurs an den Menschen herangebracht werden. Und nur dadurch ist es möglich, dass die Menschen an die Realitäten herangebracht werden. (316, 83)

Insgesamt wurde durch Rudolf Steiners entsprechende Schilderungen des «esoterischen Kurses» abermals deutlich, wie sehr die drei Stufen des exoterischen, esoterischen und moralischen Aufbaus miteinander verbunden sind. Sollte das exoterische Natur- und Kosmoswissen einer Form der esoterischen Vertiefung öffnend entgegenarbeiten, ja bereits aus sich selbst heraus zur Ausbildung von verfeinerten Wahrnehmungs- und Auffassungsorganen führen (*«Man kann in der Medizin überhaupt nichts begreifen mit dem Verstand. […] Alles, was Medizinisches ist, muss man mit der unmittelbaren Anschauung ergreifen, dazu muss sie erst ausgebildet sein.»* 316, 151) – und umgekehrt seine rückwirkende Motivation von der ärztlichen Moral erhalten (*«Es handelt sich darum, dass man durch [die] medizinische Gesinnung einen ganz andern Naturblick gewinnt.»* 316, 65) –, so betonte Steiner auch für die Beziehungen zwischen den esoterischen und moralischen Qualitäten der ärztlichen Ausbildung eine wechselseitige Verschränkung. Die mantrischen Formeln, so Rudolf Steiner, wirken nicht nur in Richtung einer Belebung und «Aufweckung» der medizinischen Erkenntniskräfte, sondern sind bei ihrem regelmäßigen, in sich streng individuellen Gebrauch[45] durch ihren tiefen Appell an die innersten Wesensschichten des Menschen dazu in der Lage, «medizinische Gesinnung» hervorrufen zu können.[46] Erneut aber machte Steiner auch in umgekehrter Wendung geltend, dass die ärztlich-therapeutische Gesinnung ihrerseits leitend und prägend für die Durchführung der medizinisch-esoterischen Übungen sein sollte – und sprach von der notwendig moralischen Qualität ihres Willens-Vollzuges (*«diese Dinge alle mit dem nötigen moralischen Impuls zu denken, durchzuempfinden, durchzufühlen und dann mit dem, was Ihr da gefühlt habt, zu wollen»* 316, 133). Obwohl in den Januar- und Aprilunterweisungen den Begriff der Moral erst für die spezifisch ärztliche Gesinnung und damit für die dritte Stufe der Ausbildung (und Praxis) in Anschlag bringend (*«Dann muss ein letzter Kurs kommen, der im Wesentlichen darauf ausgehen muss, das Therapeutische im Zusammenhang zu betrachten mit der Entwickelung der richtigen ärztlichen moralischen Fähigkeiten, denn das eine muss das andere tragen.»* 316, 117), bezeichnete Rudolf Steiner die «esoterischen Untergründe» der zweiten Stufe in diesem Zusammenhang auch als eine «Art Moral des medizinischen Studiums» – und sagte weiter:

> Unter Moral verstehe ich das Verbundenfühlen zu einer Verpflichtung, das Verbundenfühlen, wirklich die Seele durch solche meditativen Kräfte in die nötige fortdauernde Stimmung zu bringen, der Welt in der richtigen Art gegenüberzustehen. (316, 134)

*

Die «richtigen ärztlichen moralischen Fähigkeiten» sollten schließlich der Höhepunkt und das eindeutige Ziel der medizinischen Ausbildung sein, das «ärztliche Ethos», die «medizinische Gesinnung». Die «Quellen des wahren ärztlichen Ethos» aufzudecken, beschrieb Steiner nach Abschluss der Vorträge rückblickend als zur zentralen Zielsetzung des Januarkurses gehörend – das aber bedeutete auch: den unlösbaren inneren Bezug der medizinischen Moral zu einer wirklichen Menschen- und Kosmoserkenntnis exoterisch-esoterischer Fundierung herauszuarbeiten *(«denn das eine muss das andere tragen»)*. Innerhalb einer Heilmitteldarstellung des Januarkurses sagte Rudolf Steiner:

> Medizinische Moral ist nicht etwas bloß Erfundenes, sondern folgt aus den ureigensten Gesetzen des Himmels, aus Gesetzen, die der Kosmos gebildet hat, um aus seiner Gesetzmäßigkeit heraus Heilmittel zu formen. (316, 102)
>
> [...] Es handelt sich [...] bei dem Arztsein, schon aus der Natur der Weltvorgänge heraus, um wirklich tiefgehende moralische Seelenzustände. (316, 112)

Obwohl insgesamt sehr deutlich ist, dass die dritte Stufe der ärztlichen Ausbildung in den von Rudolf Steiner im Januar und April 1924 abgehaltenen Vorträgen lediglich angedeutet wurde, zogen sich Motive und Aspekte ihres Inhalts bzw. Voraussetzungen und integrale Elemente der *«eigentlichen Bereitschaft zum Arzt»* (316, 161) durch zahlreiche Darstellungen, ja bildeten deren unausgesprochene Zielrichtung. Rudolf Steiner beschrieb den Heilwillen des Arztes, den «Drang nach wirklicher Hilfeleistung» und die «innere Hingabe an das Heilen» ebenso wie einen essentiellen Karmawillen als unabdingbare Charakteristiken der ärztlich-medizinischen Gesinnung (*«Des Arztes Gesinnung muss tatsächlich schon bei der allerersten Frage des Heilenwollens nach zwei Richtungen gehen. Die eine ist der unbesiegbare Karmawille. [...] Die andere Richtung ist [...] diese, dass unbedingt der Wille zum Heilen da sein muss.»* 316, 121 f.), skizzierte zugleich aber auch ihre Ermöglichung in anthropologisch-kosmologischer Orientierung. Er thematisierte die Qualität der ärztlichen Selbstlosigkeit (*«[...] Altruismus, Selbstlosigkeit ist das Grundelement der Medizin.»* 316, 102) und dabei u. a. den notwendigen Verzicht des Arztes auf die Wirksamkeit der von ihm erkannten Heilmittel bei eigenen Erkrankungen – nicht im Sinne eines «ethischen» Postulates, sondern aufgrund objektiver Gegebenheiten im Vollzug des spirituellen Erkenntnis- und Handlungsprozesses:

> Dadurch, dass man das medizinische Wissen in Gedanken verwandelt, dadurch nimmt man ihm, wenn es therapeutisches Wissen wird, etwas von seiner Wirksamkeit. Damit berühre ich etwas, was mit tiefen Dingen zusammenhängt. Es ist nicht zu leugnen, dass das Wissen um Heilmittel den Heilmitteln in einem gewissen Sinne ihre Kraft nimmt und dass es notwendig ist für den ernst zu nehmenden Arzt, eigentlich für sich selber auf diejenigen therapeutischen Mittel, die er bei seinen Patienten anwendet, in ihrer Wirksamkeit mehr oder weniger zu verzichten und für sich selber andere Arten der Heilung zu beobachten. Bitte, überlegen Sie sich, was mit diesem Satz gesagt ist, so werden Sie darauf kommen, dass in noch viel tieferem Sinne, als das bisher gesagt worden ist, der Arzt die persönliche Stimmung der Hilfeleistung entwickeln muss. (316, 101)

Steiner veranlagte in seinen Unterweisungen vom Januar und April in dieser Weise die Möglichkeit eines neuen ärztlichen Krankheits- und Therapieverständnisses auf der Basis einer realen Initiationswissenschaft. Er zeigte den Studenten und jungen Ärzten auf, wie eine spirituelle Krankheitserkenntnis die pathologischen Erlebnisweisen des Menschen als geistige Qualitäten zu sehen lehrt, d. h. im Hinblick auf ihre gesunden «göttlichen Urbilder» durchdringt und dadurch dem Arzt ermöglicht, in ihnen hingabe- und liebevoll, in autoprotektiver Orientierung und dennoch mit absolutem inneren Heilauftrag leben zu können. Rudolf Steiner beleuchtete in exemplarischer Weise einzelne Krankheitsbilder (wie die Pocken- oder Tuberkuloseerkrankung), aber auch diagnostische Verfahren – um dadurch zur Darstellung zu bringen, welche innere Empfindungshaltung an ihnen willentlich auszubilden ist und inwiefern diese Haltung auf der Basis einer durchgeführten esoterischen Vertiefung *(«denn das eine muss das andere tragen»)* den Weg zu einem weitergehenden kosmischen Verständnis und zu konkreten therapeutischen Erkenntnissen weist: *«[...] Es handelt sich [...] bei dem Arztsein, schon aus der Natur der Weltvorgänge heraus, um wirklich tiefgehende moralische Seelenzustände.»* (316, 112).

*

2. Zum Aufbau des Januarkurses

Hier wurde namentlich über die innere Orientierung in der Seele dessen gesprochen, der sich dem Medizinischen widmen will. Aus den an das Goetheanum herankommenden geistigen Bedürfnissen von Medizinstudierenden ist dieser Kursus gegeben worden. Er wollte eine andeutende Darstellung dessen geben, was der im medizinischen Beruf Stehende von Welt und Mensch zu wissen erstrebt, aber er wollte ebenso die Quellen des wahren ärztlichen Ethos, der «medizinischen Gesinnung» aufdecken. Bei der Kürze der Veranstaltung war nur möglich, Andeutungen für eine Wegleitung zu geben. (260 a, 165)

Als eine Skizze jener «exoterischen» Grundlagenerkenntnis anthropologisch-kosmologischer Orientierung, die das Medizinstudium in seinem ersten Abschnitt benötigt, bezeichnete Rudolf Steiner am Morgen des 5. Januar, zu Beginn seines vierten Vortrags, die Kursdarstellungen der vorangegangenen drei Tage, mit denen seine Unterweisungen begonnen hatten («Nun, meine lieben Freunde, wir haben in den drei vorhergehenden Stunden eine Skizze zu erarbeiten versucht über eine Art Erkenntnis, die nur so skizziert werden konnte in kurzen Strichen, wie das in der Kürze der Zeit möglich ist.» 316, 58). Bereits Ende Oktober 1923 hatte Rudolf Steiner Helene von Grunelius *acht* Vorträge für die studentische Gruppe zugesagt und die Daten bestimmt[47]. Am 2. Januar, zu Beginn des Kurses, hatte vorübergehend Unsicherheit bestanden, ob an dieser Zeitplanung und damit an dem von Rudolf Steiner intendierten Aufbau festzuhalten war – sehr wahrscheinlich aufgrund der Folgen einer schweren gesundheitlichen Krise Steiners vom Neujahrstag («Beim ersten Vortrag am

2. Januar musste Rudolf Steiner im Sitzen sprechen [!]. Er war am Vortag plötzlich schwer erkrankt.» Deventer[48]). Schließlich aber konnte die ursprüngliche Konzeption weitgehend realisiert werden – und am 3. Januar begann Rudolf Steiner seinen Vortrag mit den Worten: «Da wir ja nun doch daran denken werden, die acht Stunden auszunützen, so kann ich etwas langsamer vorgehen, als es hätte geschehen können, wenn wir hätten eilen müssen. Das wird ja zweifellos der Sache zugute kommen.» (316, 28)
Rudolf Steiners außerordentlich lebendig, aber dennoch systematisch aufgebaute «Skizze» einer «exoterisch» orientierten medizinischen Anthropologie[49] beschrieb das hierarchisch geordnete Inkarnationsgefüge des Menschen unter konsequent schulender, d. h. die entsprechenden Wahrnehmungsmöglichkeiten vorbereitender Ausrichtung – beschrieb die menschlichen *Wesensglieder* und die von ihnen unmittelbar ergriffenen und instrumentalisierten *elementarischen Organisationsstufen* des Leibes sowie die beteiligten *Organe* und *Substanzprozesse*, insbesondere in ihrer Stellung zwischen irdischen und kosmischen *Kräften*.[50] Rudolf Steiner zeigte dabei im Einzelnen auf, wie die vierfache Gliederung der menschlichen Wesensschichten der anthropologischen Situation zwischen Gesundheit und Krankheit, Regeneration und Abbau, Leben und Tod wirkend zugrunde liegt, d. h. welche Polaritäten zwischen den einzelnen Wesensgliedern im Einzelnen herrschen und wie diese sich differenzierte physiologische Wirkgestalten in der Sphäre der irdischen Elemente schaffen, d. h. Organisationsstufen im Bereich der Wärme, der Luft, des Flüssigen und Erdigen bilden und mit deren Hilfe das leiblich-seelische Geschehen bestimmen. Er skizzierte an ausgewählten Beispielen die physiologische Situation und Spezifität der Leibesorgane in diesem übergeordneten Kontext und deutete dabei auch von vornherein die Möglichkeit pathologischer Entwicklungen durch sich verändernde oder dislozierende Gleichgewichte in den entsprechenden organologischen Wirkgefügen an – sowie ihre prinzipielle therapeutische Korrekturoption mit Hilfe von außermenschlichen Substanzprozessen.[51] Den irdischen Substanzen und ihrer prozessualen Eigenart und Dynamik widmete Steiner bereits zu

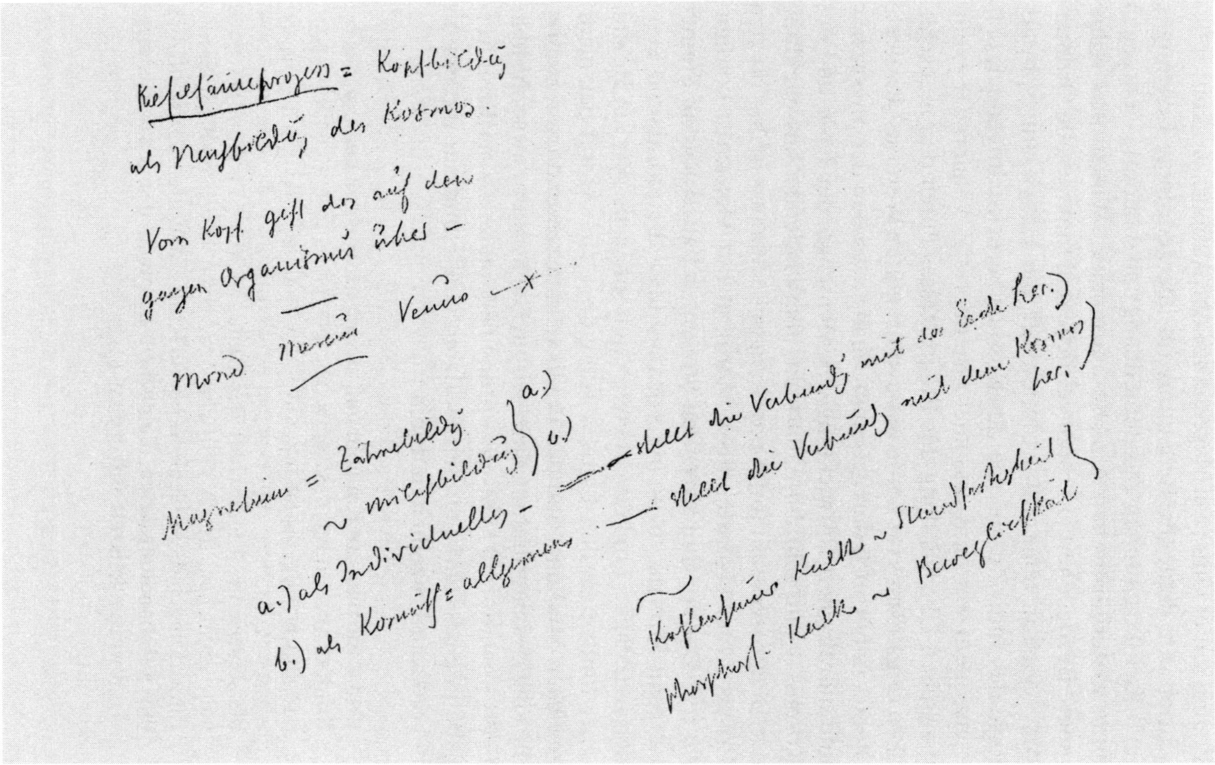

Notizbuch 580, Rudolf Steiner Archiv

Beginn seiner Unterweisungen eine hohe Aufmerksamkeit; er beschrieb ihre dienende Bedeutung für übergeordnete Leistungen im irdisch-kosmischen Zusammenhang und schilderte – entgegen einer materialistischen Analyse autonomer «Wirkstoffe» – ihre innere Bezogenheit auf raum-zeitliche und funktionelle Ordnungen[52], auch in temporal-evolutionärer, die Entwicklungsphysiologie des Individuums wie des Kosmos berücksichtigender, d. h. konsequent werdeprozessualer Orientierung. Anhand der exemplarischen Überwindung des Bleiprozesses durch den menschlichen Organismus im Laufe des evolutionären Werdens skizzierte Steiner dabei auch den Zusammenhang zwischen der physischen und moralischen Entwicklung des Menschen, der Erde und des Kosmos – und schilderte, dass die überwindende Ausscheidung der Bleiprozessualität die physiologische Voraussetzung für den Erwerb einer eigenständigen Moralität des Menschen konfigurierte.[53] Die vor ihm sitzenden Studenten hatten Rudolf Steiner vierzehn Monate zuvor um Vorträge über die moralische Seite der ärztlichen Tätigkeit gebeten[54]; nun sahen sie sich am Beginn einer fundamentalen Unterweisung über die «Moral des medizinischen Studiums und der Praxis (esoterisch und exoterisch)», die eine Neubegründung eines wirklichen Mysterienwissens über Erde, Kosmos und Menschwerdung bedeutete, die ärztliche Aufgabe in einen umfassenden Horizont stellte und aus diesem bis in konkrete Einzelheiten durchdrang.

> Und wenn man ein Kind hat und an ihm beobachten kann, wie es bei Kindern vorkommt, dass sie solche perversen Eigenschaften haben – es gibt Kinder, die suchen mit Vorliebe alles Stinkende auf, sie naschen mit der Nase zum Beispiel am Petroleum –, da ist immer diese bleiabweisende Eigenschaft des Blutes nicht vorhanden. Da muss man versuchen, durch klinische oder sogar durch medikamentöse Einwirkungen diese bleiabweisende Kraft aufzurufen. Es ist möglich durch Behandlungsarten, die noch zu besprechen sein werden, diese bleiabweisende Kraft aufzurufen. (316, 53 f.)

*

Als Rudolf Steiner am 5. Januar 1924, einen Tag vor Epiphanias und zu Beginn des vierten Kursvortrages, nach einem konzeptionellen Rückblick auf die vorausgegangene «exoterische Skizze» dann den «Übergang [...] zum Esoterischen» veranlagte, nahm er seinen Ausgangspunkt ebenfalls von Substanzprozessen. Hinführend zu der besonderen Bedeutung der mantrischen Meditationsarbeit bzw. der «Auferweckung» der medizinisch benötigten Erkenntniskräfte durch die wiederholte, meditative Besinnung auf umgrenzte menschlich-kosmische Zusammenhänge (*«Das Mantrische ist durchaus so da, dass dasjenige, was dadurch im Menschen vorgeht, einmal identisch war mit dem Vorgang im Kosmos.»* 316, 143[55]), beschrieb Rudolf Steiner einleitend die Metamorphose des ätherischen Leibes im embryonalen Werdeprozess des Menschen und insbesondere zum Zeitpunkt der einsetzenden Lungenatmung; der ätherische Leib, der bis dahin in seiner sich ausbildenden Konfiguration der Umgebung des Menschen verwandt war – und dabei viele Substanzkräfte in sich trug, die dem physischen Organismus fremd sind –, nimmt, so Steiner, beim Anbeginn der Atemtätigkeit des «Erdenorgans» Lunge[56] die Konstitution des physischen Leibes an und gibt seine bis dahin zentralen Umweltbezüge an das nächsthöhere Wesensglied, den astralischen Leib, ab, dem sie von nun an immanent sind. Diese anthropologische Grundgegebenheit aber bildet nach Rudolf Steiners Darstellungen die Voraussetzung dafür, dass das notwendige Heilwissen über eine vom ätherischen Leib in der Auseinandersetzung mit physischen Krankheitsvorgängen benötigte Erdensubstanz dem Menschen in seinem Astralleib zugänglich ist, d. h. aus diesem herausgeholt, «erinnert» bzw. «belebt» werden kann. In seinen entsprechenden Notizbuchvorbereitungen schrieb Rudolf Steiner:

> Aerztliches Wissen ist anders als mat. Wissen:
> Man weiss von den Eigenheiten in der Aussenwelt, die nicht in den normalen Körper gehören –
> Das, wovon man weiss, hat den Aetherleib constituiert –
> Es ist aus demselben durch den astralischen Leib herausgeholt worden –

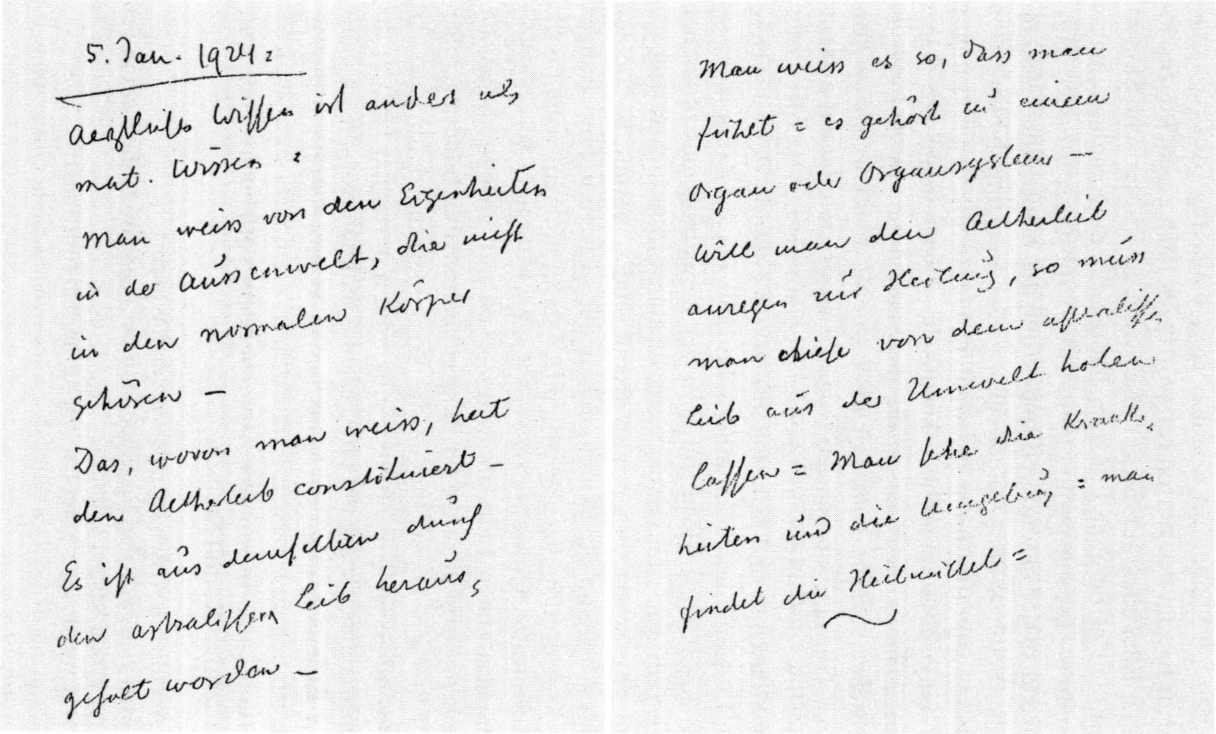
5. Jan. 1924

Aetherisches Wissen ist anders als
mat. Wissen =
Man weiss von den Eigenheiten
in der Aussenwelt, die nicht
in den normalen Körper
gehören —
Das, wovon man weiss, hat
den Aetherleib constituiert —
Es ist aus demselben durch
den astralischen Leib heraus,
gesetzt worden —

Man weiss es so, dass man
fühlt = es gehört zu einem
Organ oder Organsystem —
Will man den Aetherleib
anregen zur Heilung, so muss
man diese von dem ätherischen
Leib aus der Umwelt holen
lassen = Man sehe die Kranke
hinten und die Umgebung = man
findet die Heilmittel =

Notizbuch 580, Rudolf Steiner Archiv

Man weiss es so, dass man fühlt: es gehört zu einem Organ oder Organsystem –
Will man den Aetherleib anregen zur Heilung, so muss man diese von dem astralischen Leib aus der Umwelt holen lassen: Man sehe die Krankheiten und die Umgebung: man findet die Heilmittel[57]

Wie Steiner in seiner Vortragsdarstellung weiter ausführte, erfährt das medizinische Wissen – als aktive Bewusstwerdung zuvor unbewusster astralischer Inhalte[58] – in der nächtlich-schlafenden Verbindung des exkarnierten Astralleibes mit der Umgebung nicht nur eine entschiedene Bestätigung («Erwerben Sie [...] medizinisches Wissen, wissen Sie, was in der menschlichen Umgebung Heilkräfte sind, so erleben Sie die Heilkräftigkeit im Schlafe fortwährend. Sie erleben im Schlafe fortwährend die Bestätigung desjenigen, was Sie lernen können auswärts durch Dialektik.» 316, 61 f.)[59], sondern erhält auch eine moralische Nuancierung im Sinne der intendierten ärztlichen Gesinnung. Ohne dies im Einzelnen näher zu erläutern, sagte Steiner:

[...] Bei diesem nächtlichen Verkehr mit den heilenden Ingredienzien erwächst noch etwas anderes, was durch das Dialektische wirklich niemals erworben werden kann: der Drang nach wirklicher Hilfeleistung. Ohne den Drang, das Gefühl des Arztes, ohne den Anteil an dem Menschen, den er heilen soll, ohne diesen Drang nach persönlicher Hilfeleistung gibt es eigentlich im Grunde keine Heilung. (316, 62)

Die entsprechende Notizbucheintragung lautete:

Das mediz. Wissen geht in den Schlaf ein: es geht auf Hilfeleistung.

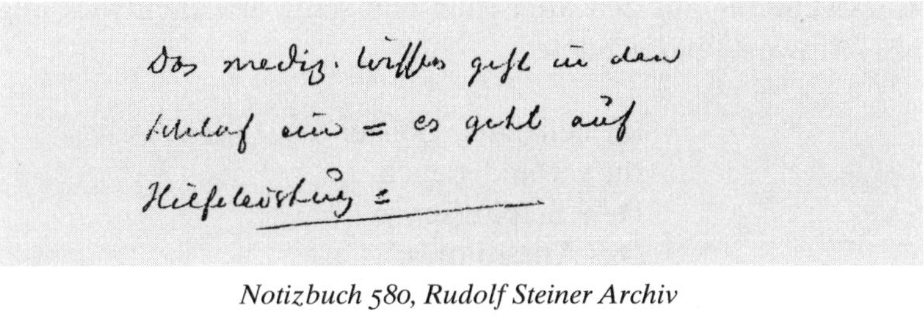

Notizbuch 580, Rudolf Steiner Archiv

Nach diesen hinführenden, die Notwendigkeit einer aktiven Schulung und Bewusstwerdung medizinischer Wissensinhalte anthropologisch begründenden Einleitung sowie assoziierten Aussagen über den Gewinn wiederholter Übungen der Naturwahrnehmung und -durchdringung *(«Wir müssen im Naturrhythmus uns immer wieder finden, wenn wir lebendiges und nicht totes Wissen erwerben wollen. Das Wissen, die Wissenstätigkeit muss immer wieder rhythmisch wiederholt werden.»* 316, 67) entwarf Rudolf Steiner die erste Meditation seiner Unterweisungen – eine Übung zur innerlichen Vertiefung in die Bildeprinzipien und den geistigen Umraum des Pflanzenwesens, die von einer Wendung an das eigene Ich und den *willentlich* begangenen Weg zur Selbstverwandlung bzw. Weiterentwicklung gefolgt wurde («Da ist es gut, wenn wir zunächst auf die Pflanzenwelt hinblicken, nicht so sehr, weil ich die Pflanzenheilmittel als universell empfehlen möchte, sondern weil man daran viel lernen kann und vor allen Dingen für die esoterische Vertiefung ungeheuer viel gewinnen kann.» 316, 66). Steiner entwickelte seinen Zuhörern die differenzierten Sulfur-, Merkur- und Salzqualitäten der pflanzlichen Bildung in ihrer Beziehung zu wirkenden Elementargeistern – im Sinne einer schulenden Anleitung zur tieferen Verbindung mit der (in sich spirituellen) Naturumgebung[60] und damit zur Aktivierung des latenten medizinischen Wissens und der ihm assoziierten moralischen Qualitäten («In diesem Hinlenken Ihrer fortdauernden Aufmerksamkeit im Rhythmus auf diese wunderbaren Geheimnisse der Natur beleben Sie praktisch Ihr medizinisches Wissen.» 316, 70) – und schrieb dann das Mantram in seinen beiden Teilen an die Wandtafel, wobei er die Rückwendung auf den Menschen und seine Seelenentwicklung als «Antwort» bezeichnete:

Ihr heilenden Geister
Ihr verbindet euch
Dem Sulphursegen
Des Ätherduftes;

Ihr belebt euch
Im Aufstreben Merkurs
Dem Tautropfen
Des Wachsenden
Des Werdenden.

Ihr machet Halt
In dem Erdensalze
Das die Wurzel
Im Boden ernährt. –

Ich will mein Seelenwissen
Verbinden dem Feuer
Des Blütenduftes;

Ich will mein Seelenleben
Erregen am glitzernden Tropfen
Des Blättermorgens;

Ich will mein Seelensein
Erstarken an dem Salzerhärtenden
Mit dem die Erde
Sorgsam die Wurzel pflegt. –
(316, 70 f.)

Obwohl von Rudolf Steiner nicht in Vortragsworten expliziert, so wurde doch bereits durch die inhaltliche Gesamtgestalt des Mantrams deutlich, dass der medizinisch Tätige durch einen willentlichen Entschluss zur Heilkunst eine Wesensbewegung in Richtung der «heilenden Geister»[61] anstreben muss, d. h. durch seine intime Verbindung mit der Naturumgebung bzw. dem Pflanzenwesen nicht lediglich ein – scheinbar – «materielles» Wissen belebt, sondern einen naturimmanenten Vorgang seelisch-geistig vollziehen kann, der in der Tätigkeitsrichtung der wirkenden Elementargeister liegt (*«Und so muss man versuchen, sich in die Intentionen der Götter, der göttlich-geistigen Wesenheiten zu versetzen, die*

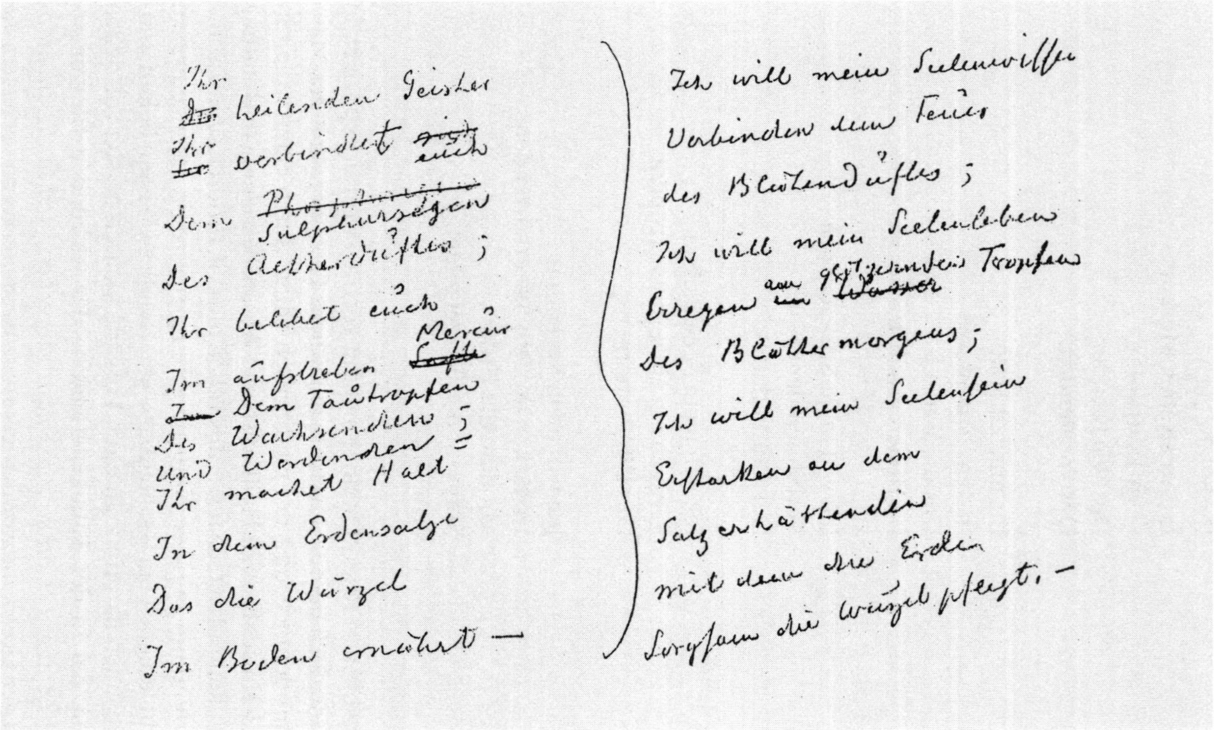

Ihr heilenden Geister
Ihr verbindet euch
Dem Sulphursegen
Des Aetherdüftes;
Ihr belebet euch
Im aufstreben Mercur
Dem Tautropfen
Des Wachsenden;
Und Werdenden
Ihr machet Halt
In dem Erdensalze
Das die Wurzel
Im Boden ernährt —

Ich will mein Seelenwissen
Verbinden dem Feuer
des Blütenduftes;
Ich will mein Seelenleben
Erregen am glitzernden Tropfen
des Blättermorgens;
Ich will mein Seelensein
Erstarken an dem
Salzerhärtenden
mit dem die Erden
Sorgsam die Wurzel pflegt. —

Notizbuch 580, Rudolf Steiner Archiv

hinter dem Physischen stehen.» 316, 83) – eine Tätigkeitsrichtung, die – wie alle Wirkaktivität der geistigen Welt – eine moralische Qualität aufweist und dem Menschen dadurch in vertiefter Weise erfahrbar wird (*«Das heißt, Sie werden anfangen, wenn Sie in dieser Weise versuchen, Ihr medizinisches Wissen zu beleben, die Natur und den Menschen so anzusehen, dass Ihnen aus dem starken Impuls des Hilfeleistens [...] das Heilen kommt.»* 316, 70)

Der konkrete Anruf an den kosmischen Umraum (den Rudolf Steiner erst in der zweiten Fassung seiner Notizbucheintragung anstelle einer alleinigen Beschreibung der wirkenden Elementargeister fixierte) und die verbindliche, gelöbnisartige Willens-«Antwort» der Menschen-Seele («Ich *will* mein Seelenwissen verbinden ... / Ich *will* mein Seelenleben erregen ... / Ich *will* mein Seelensein erstarken ...») konfigurierten eine mantrische Figur, die manche von Rudolf Steiners Zuhörern an Aspekte der in der Weihnachtstagung erklungenen und von ihnen gehörten Grundstein-Meditation erinnert haben mag – wenn auch in teilweise polaren Aspekten und im Bewusstsein der Tatsache, dass in der Pflanzenmeditation nur von den heilenden Elementargeistern, nicht aber den höheren Hierarchien und der göttlichen Trinität expressis verbis die Rede war. Gleichwohl stand die mantrische Niederschrift ganz offensichtlich im engsten Zusammenhang mit den zu Weihnachten von der Hörergruppe mit vollzogenen Geschehnissen.

*

In seinem am 6. Januar folgenden fünften Kursvortrag setzte Rudolf Steiner – nach einem kurzen Eingehen auf die gestellten Fragen – den Duktus der vorangehenden Darstellung sodann unmittelbar fort. Wiederum ganz vom Pflanzenwesen ausgehend, führte Rudolf Steiner seine Hörer zu der in seinem allgemeinanthroposophischen Vortragswerk häufig thematisierten Beziehung der pflanzlichen Wurzel- zur menschlichen Hauptesorganisation, der pflanzlichen Stamm- und Blattorganisation zum humanphysiologischen Rhythmischen System und der Blüten- und Samenorganisation zum Stoffwechsel-Gliedmaßensystem des Menschen – allerdings in expliziter Bezugnahme auf die Evolution des Erdplaneten und in einer erneut der esoterischen Verinnerlichung entgegenstrebenden Weise. In der subtilen Annäherung und genauen Beobachtung des Pflanzenwesens, im intimen «Erleben» und «Miterleben» seiner Wachstums- und Gestaltkonfiguration und in seiner fortwährenden Beziehungssetzung zur menschlichen Organisation ist es, so Rudolf Steiner, möglich, «in tiefster Meditierung» die Werdestufen des Erdplaneten zu erfahren, d.h. zu einem intensiven *Zeitvollzug* der planetarisch-kosmischen Entwicklung zu gelangen und diese in der menschlichen Organisation gewissermaßen wiederzufinden, ja sie in ihr in direkter Weise und unter Durchlaufen seelischer Erschütterungen unmittelbar wahrzunehmen, zu «schauen»:

> Sie schauen den alten Saturn in der Wärmeorganisation des menschlichen Kopfes. Aber solch ein Schauen muss, wenn es richtig geschieht, wirklich verbunden werden, nicht bloß mit theoretischen Ideen, sondern es muss verbunden werden mit inneren moralischen Impulsen. Man muss auf den menschlichen Kopf so hinschauen können, dass man sich sagt: Wie wird man ergriffen dadurch, dass man das menschliche Haupt betrachtet und es dasteht wie die lebendige verkörperte Erinnerung an die uralte Werdezeit des Kosmos, an die saturnische Zeit! [...] Alle solche Erkenntnis hat nur Wert, wenn sie sich unmittelbar einsenkt in das moralische Gemüt, wenn man innerlich Schauer erleben kann dadurch, dass man in dieser Weise durch die Betätigung des Menschen sich einsenkt in eine Empfindung für den Kosmos. (316, 78 f.)

In einer ebenso ungewöhnlichen wie bemerkenswerten Verdichtung und Zusammenfassung der entsprechenden inneren Erlebnisse (*«[...] Ich kann das alles nur skizzieren, ich kann diesmal nur hinweisen auf einen Impuls, auf die Art, wie aufgebaut werden muss das innere Erleben, das Werden des Naturwissens zur Weisheit. [...] Es sind überall Zwischenglieder ausgelassen. Aber ich kann Euch nicht alle Einzelheiten geben, das würde zu lange dauern. Ich kann Euch nur Anregungen geben.»* 316, 80/85) bzw. nach knappster Skizzierung dieser subtilen und schwierigen Zusammenhänge schritt Rudolf Steiner dann unmittelbar weiter und beschrieb vorgreifend das nach Erreichen der planetarischen Zeit-Wahrnehmung auftretende Bewegungserlebnis im Raum bzw. die auf esoterischen Wegen erreichbare Erfahrung der realen Planeten-, Erd- und Mond-Bewegung anhand der pflanzlichen Wurzel-, Stamm- bzw. Blatt- und Blütenorganisation:

> [...] Wenn Ihr dieses innere Empfindungserlebnis [einer konkreten Erinnerung an die zeitlichen Werdestufen des Erdplaneten] nehmt, meine lieben Freunde, wenn Ihr wirklich in tiefster Meditierung innerlich empfindet diese Zusammenhänge, dann erlebt Ihr noch mehr.
>
> Dann tritt in Eurer Seele etwas ganz Bedeutsames auf, dann werdet Ihr, indem Ihr mit dieser Empfindungsvertiefung Eure Seele wendet an die Pflanzenwurzel, anfangen zu fühlen, als ob keine Pflanzenwurzel still stünde. Jeder Pflanzenwurzel gegenüber bekommt Ihr die Empfindung, dass sie sich bewegt. Diese Bewegung lernt Ihr erkennen. [...] Ihr werdet diese Bewegung an den Pflanzenwurzeln erleben. Wenn Ihr sie so betrachtet, werdet Ihr Euch fühlen, wie wenn Ihr mit der Pflanzenwurzel durch den kosmischen Raum gehen würdet. [...] In der Pflanzenwurzel erlebt Ihr die Bewegung unseres ganzen Planetensystems durch den Weltenraum.
>
> Und wenn Ihr dann entlang geht dem Blätterwachstum und dies so erlebt, wie ich es jetzt beschrieben habe, dann erlebt Ihr wiederum eine Mitbewegung. Und das ist die wahre Bewegung, die innerlich erlebte Bewegung der Erde. [...] Die wahre Erdbewegung nimmt man mit wahr, wenn man sich vertieft, wie Stamm und Blätter miteinander verbunden sind. Mit Blatt und Stamm bewegt Ihr Euch mit der Erde der Sonne nach [...].
>
> Wenn Ihr [dann] den Blick hinaufrichtet auf das, was in der Blüte – wo rund herum die Staubgefäße und der Stempel sind – vor sich geht, wenn Ihr das miterlebt, dann erlebt Ihr jene Mondbewegung, die der Mond um die Erde herum ausführt, mit in demjenigen, was sich da abspielt in der Blüte: Miterleben also der Mondbewegung, was schon von der Erde getrennt ist.
>
> Das ganze Planetensystem, das die Erde mit umfasst, wird in der Pflanze miterlebt in der Wurzel; die Erdbewegung wird miterlebt in Stamm und Blättern. Die Mondbewegung, also was schon abgesondert, herausgesondert ist, wird in der Samenerzeugung der Pflanze erlebt. (316, 80ff.)

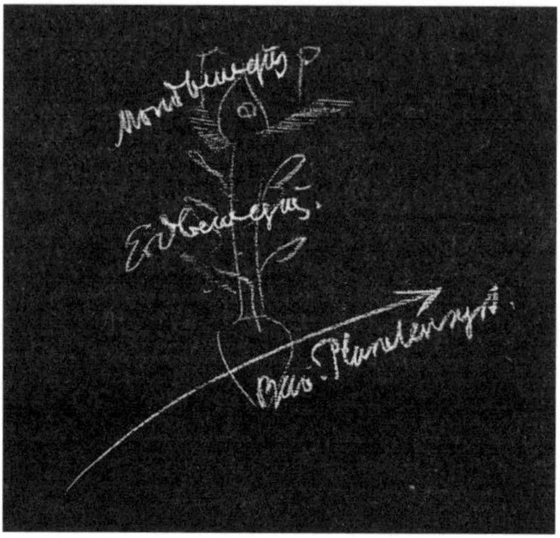

Wandtafelzeichnung (Ausschnitt), 6. 1. 1924 Band XXIII, Tafel 5

Rudolf Steiner führte die vorgenommene Pflanzen-Betrachtung an dieser Stelle nicht mehr weiter – aus didaktischen Gründen oder angesichts der (mit Sicherheit vorhandenen) Verständnisschwierigkeiten seiner Hörer. In umfangreichen Notizbucheintragungen schrieb Rudolf Steiner jedoch die intendierte Fortsetzung dieser Zusammenhänge bis in therapeutische Aspekte hinein nieder. Dort hieß es:

> Im Kopfe = die Wurzel der Pflanze senkt sich in die Erde; sie festigt sich im Irdischen: der Erdeprozess hat im Kopfe sein Vorbild = saturnisch; Da aus der Wärme heraus wird der Anschluss an das phys. Sein gefunden = die Nerven enden nach außen und nach dem vorirdischen. [die Sonnenbewegung
> Im Mittelleibe = der mittlere Teil der Pflanze-Blattnatur = der Umkreis = der Luftkreis hat in der Brust sein Vorbild = sonnenhaft: aus der Luft und dem Licht wird der Anschluss an das seelische Sein gefunden – die Nerven gehen centrifugal = sie enden nach außen und nach innen = [die Erdbewegung
> Im Unterleibe der Blütenteil der Pflanze = er geht von der Erde weg – er geht nach dem Monde – Der Mond lebt im Umkreis des Stempels
> Nerven enden nach außen nicht; nach innen im Mondenbereich

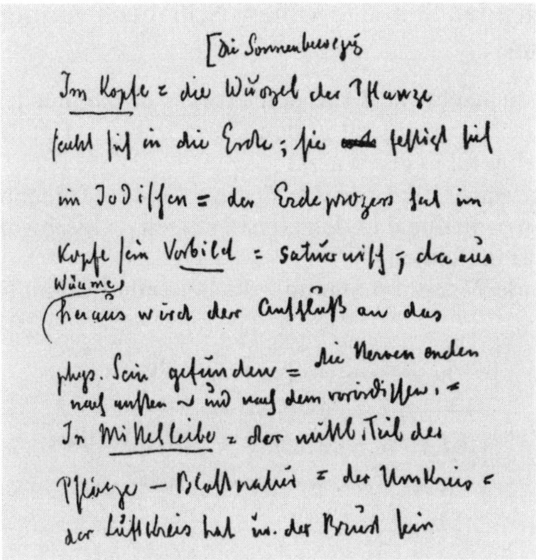

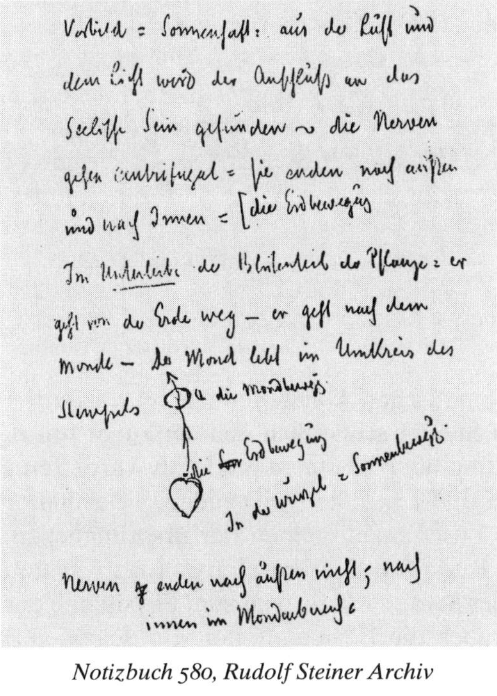

Notizbuch 580, Rudolf Steiner Archiv

Auf den folgenden Seiten in seinem Notizbuch vermerkte Rudolf Steiner weiter:

> Im Sommer macht die Erde den Prozess durch, der jenem gleicht, wo die Nerven centripetal in den Geist endigen: Entzündung // das heilende Mineral in der Wurzel
> Im <u>Winter</u>: macht die Erde den Prozess durch, der jenem gleicht, wo die Nerven centrifugal in den Geist endigen – Geschwulst // das heilende Feuer im Samen.
> Das heilende Wasser im Stamm – die heilende Luft im Blatt

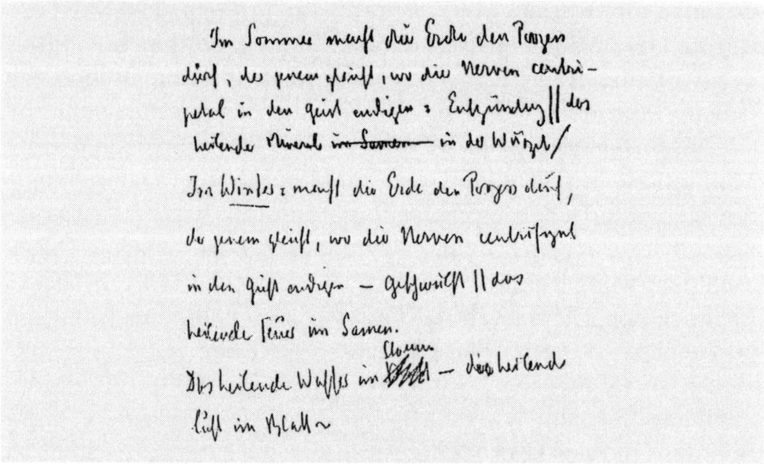
Im Sommer macht die Erde den Prozess
durch, der jenem gleicht, wo die Nerven centri-
petal in den Geist endigen: Entzündung || das
heilende Mineral ~~im Samen~~ in der Wurzel/
Im Winter: macht die Erde den Prozess durch,
der jenem gleicht, wo die Nerven centrifugal
in den Geist endigen – Geschwulst || das
heilende Feuer im Samen.
Das heilende Wasser im ~~Blatt~~ Stamm – die heilende
Luft im Blatt

Notizbuch 580, Rudolf Steiner Archiv

*

In den systematischen Darstellungen seines fünften Vortrages ging Rudolf Steiner schließlich von der zuvor referierten Pflanzenbetrachtung über zu einem meditativ vertieften Erleben der Elemente und der in ihnen wirkenden, wesenhaften Kräfte. In dem ersten Zusammenkommen der ursprünglichen Studentengruppe mit Rudolf Steiner im Herbst 1922 war unter anderem der Bezug des Seelisch-Geistigen zum Physischen des Menschen, damit aber auch die Beziehung der von den Medizinstudenten gesuchten Moralität bzw. Humanität zur physiologisch-wissenschaftlichen Aufgabe von Steiner thematisiert worden – und zwar anhand der *Wärme* («Sie müssen die Brücke finden aus dem Medizinisch-Wissenschaftlichen zum Moralischen, zum Liebevollen. Sehen Sie, wenn ich z. B. von dem spreche, was ich die Wärmeorganisation des Menschen nenne, so ist das ja für Sie zunächst eine Abstraktion. Aber Sie müssen eben die Brücke finden, diese Wärmeorganisation so zu erleben, dass Sie aus dem Erleben der Wärmedifferenzierungen der einzelnen Organe herüberfinden zum *Moralisch-Warmen.* Sie werden dazu kommen müssen, das, was man ein ‹warmes Herz› nennt, so zu erleben, dass Sie dieses warme Herz bis ins Physische hinein fühlen werden. Sie müssen den Weg finden aus dem Wissenschaftlich-Physiologischen zum Geistig-Moralischen und aus dem Geistig-Moralischen zum Physiologisch-Anatomischen.»[62]). Durch die Übergabe der «Wärme-Meditation» im Frühjahr 1923 und durch die Darstellungen der elementarischen Organisationsstufen im ersten Vortrag des Kurses hatte Rudolf Steiner das dadurch angeschlagene Motiv inhaltlich weitergeführt und vertieft, wobei die Wärme-Thematik in seinen Elementen-Ausführungen stets vorrangig und im vergleichsweise breitesten Umfang besprochen wurde – so auch erneut zu Beginn des fünften Vortrages, als Steiner im Zusammenhang mit dem Wurzelsein der Pflanze die Wärmeorganisation des Hauptes und das «Saturnereignis» exemplarisch entwickelte. Nun hielt Rudolf Steiner gegen Ende des Vortrages seine Zuhörer – in einer zurückgenommenen Dynamik des bis dahin forcierten Vortragsaufbaus und offensichtlich in Vorbereitung eines weiteren, notwendigen Aspektes für die intendierten Folgedarstellungen – dazu an, sich in meditativer Gedankenführung tiefer in das Wesen der Elemente zu vertiefen, um im Feuer den wirkenden Willen, in der Luft den wirkenden Mut, im Flüssigen die wirkende Empfindung und in der Erde den wirkenden Gedanken zu erleben, innerhalb der Außenwelt und im eigenen, auf den vier elementaren Organisationsstufen aufgebauten Dasein (*«Ihr werdet lernen aus der Beobachtung desjenigen, was die Natur draußen tut, den Übergang zu dem, was mit diesen Elementen im Menschen geschieht.»* 316, 85). Wie auch bei den beiden vorausgehenden, innerhalb des fünften Vortrags von ihm skizzierten Wahrnehmungsübungen nahm Rudolf Steiner dabei – im Unterschied zur mantrischen «Formel» und Anweisung des vierten Vortrags – das «Ergebnis» der meditativen Versenkung gewissermaßen vorweg, d. h. beschrieb die durchzuführende Übung von ihrem zu erreichenden Ziel her:[63]

> Ihr werdet Euch mit Eurem eigenen wirkenden Willen verbunden fühlen mit dem, was Feuer ist. Ihr werdet Euch einleben von Eurem Menschen aus in die Welt und werdet das Feuer tatsächlich viel feiner empfinden können als zuvor, weil die Verwandtschaft auftritt zu Euerem eigenen Willen. Wo Feuer auftritt, empfindet Ihr diese Verwandtschaft. Ihr müsst lernen: Ich bin ja in diesem Feuer drinnen, denn das ist wirkender Wille, es gehört zu mir wie mein Finger. – Luft werdet Ihr in Euerer Wesenheit nur erleben, wenn Ihr sie erlebt als Mut. Überall wo Wind auftritt, wehender Wind in der Natur, werdet Ihr ihn in Euerer eigenen Seele als Mut empfinden. Also, was Ihr seht in der äußeren Natur als Luft, das ist Mut. Mut ist Luft. Das sollt Ihr in Euerer Seele miterleben. – Wasser ist die äußere Erscheinung der Empfindung. Wo Empfindung auftritt, ist innerlich dasselbe tätig wie da, wo äußerlich Wasser auftritt. Wasser ist Empfindung. – Und wo Erde ist, feste Erde: das Feste ist dasselbe wie der Gedanke. Im Gedanken erfriert ja das Leben. (316, 83 f.)

Die irdischen «Elemente» sind demzufolge nicht nur «Träger» oder «Organon» von übersinnlichen Wesensgliedern, die sich durch sie hindurch in den Erdzusammenhängen verwirklichen; sie sind vielmehr bereits aus sich selbst heraus spirituell-moralischer Natur.[64]

*

Warum Rudolf Steiner am 7. Januar nicht «in der esoterischen Betrachtung» weiterfuhr und diese vielmehr bis zum Abschlussvortrag des Kurses «vertagte», entzieht sich bis heute der geschichtlichen Kenntnis (*«Aus Gründen, die ich jetzt nicht erörtern will, werde ich die mehr esoterisch geartete Stunde, die ich heute halten wollte, Ihnen am Ende dieses Kurses halten.»* 316, 89). Manches spricht dafür, dass Rudolf Steiner aufgrund der unzureichenden Aufnahmesituation seiner Zuhörer bzw. angesichts der mangelnden Reife und Ernsthaftigkeit einzelner Kursteilnehmer nicht in der beabsichtigten Weise weiter sprechen konnte[65] – so, wie dies von Emil Bock auch für den «Heilpä dagogischen Kurs» geltend gemacht wurde.[66] Ob Rudolf Steiner die große mantrische Meditation des achten Vortrages ursprünglich bereits am 7. Januar entwickeln oder zumindest vorbereiten wollte – und wie er dann gegebenenfalls fortgesetzt hätte –, ist vollkommen unbekannt. Zugleich scheint angesichts des im fünften Vortrag eingeschlagenen Weges der fortgeführten Pflanzen- und Elementenbetrachtung keinesfalls wahrscheinlich, dass ein unmittelbarer Übergang in die Sphäre der Pathologie erfolgt wäre; der offensichtlich vorbereitende Charakter von Steiners Darstellungen vom 6. Januar, der reale Fortgang des Kurses am 7. Januar und nicht zuletzt die weiteren Notizbucheintragungen Rudolf Steiners deuten vielmehr in Richtung einer intendierten Fortführung und Steigerung der zuletzt angeführten, elementarischen Organismus-Thematik – eine Fortführung unter esoterisch-mantrischen Gesichtspunkten, die einer nunmehr exoterisch gehaltenen Stunde weichen musste. Ob Rudolf Steiner also am 7. Januar tatsächlich «etwas anderes» vortrug («Ich möchte heute zu Ihnen von etwas anderem reden.» 316, 89) oder aber in erster Linie «anders» sprach (resp. die Stunde anders aufbaute), muss demnach offen bleiben.

Im Zentrum des sechsten Vortrages standen in großer Ausschließlichkeit erneut die elementarischen Organisationsstufen des menschlichen Leibes – diesmal jedoch im Hinblick auf die Geistigkeit ihrer jeweiligen Bildung und organologischen Ausformung. Steiner machte deutlich, dass die erdverbundene, flüssige, luftförmige und wärmebezogene Dimension der menschlichen Leiblichkeit nur auf gedanklicher, imaginativer, inspirativer bzw. intuitiver Erkenntnisstufe realiter zugänglich wird bzw. aus einer diesen Stufen entsprechenden Spiritualität heraus ins irdische Dasein tritt – und innerhalb des menschlichen Organismus tätig wird. Dabei führte Steiner erstmals aus, dass enge Beziehungen zwischen dem Muskelsystem und dem Flüssigkeitsorganismus, aber auch zwischen dem Bau der inneren Leibesorgane und dem luftförmigen Organismus sowie zwischen der physiologischen Tätigkeit dieser Organe und dem Wärmeorganismus bestehen, d. h. dass die jeweiligen Organsysteme und -funktionalitäten aus der entsprechenden Elementenwelt (und -geistigkeit) heraus gebildet sind und demgemäß auch nur auf imaginative, inspirative oder intuitive Weise erkannt werden können. In einer Zwischenbemerkung sagte er dabei u. a.:

> [...] Davon machen sich die Leute keine Vorstellung, dass von all dem, was im Menschen ist, nur das Knochensystem von den Elementargeistern aufgebaut wird, während das Muskelsystem aufgebaut wird von geistigen Wesenheiten einer höheren Hierarchie. Das muss man jetzt erkennen. Man muss mit der Imagination zu diesen Wesenheiten gehen können, wenn man das Muskelsystem ergreifen will. Ebenso muss man mit der Inspiration zu noch höheren geistigen Wesenheiten gehen, wenn man die inneren Organe begreifen will. (316, 96)

Rudolf Steiner thematisierte diese, möglicherweise dem – ursprünglich intendierten – esoterischen Kursaufbau angehören-

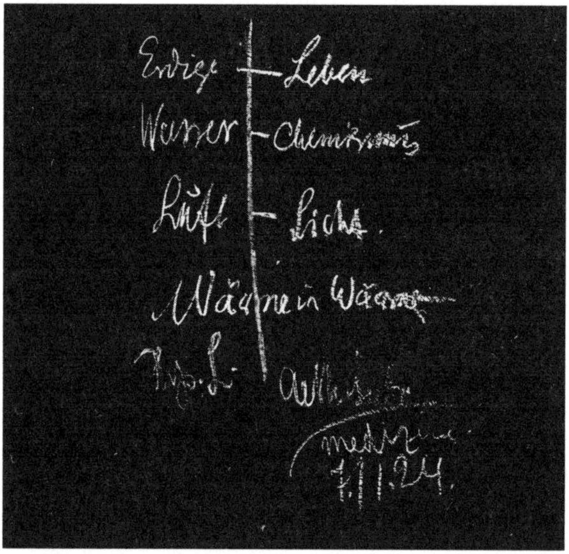

Wandtafelzeichnung, 7. 1. 1924 Band XXIII, Tafel 7

den Inhalte während des gesamten sechsten Vortrags nicht weiter (*«Und so muss man versuchen, sich in die Intentionen der Götter, der göttlich-geistigen Wesenheiten zu versetzen, die hinter dem Physischen stehen. Das muss dann im zweiten Kurs an den Menschen herangebracht werden. Und nur dadurch ist es möglich, dass die Menschen an die Realitäten herangebracht werden.»* 316, 83). In den folgenden Vortragspassagen schilderte Steiner vielmehr die differenzierten ätherischen Qualitäten des Lebens, des Chemismus, des Lichtes und der Wärme, die mit den elementarischen Organisationsstufen des physischen Leibes, d. h. mit dem Erdigen, Wässrigen, Luftförmigen und Wärmehaften verbunden sind.[67] Eine entsprechende Notizbuchaufzeichnung Steiners trug den Wortlaut:

Knochenmenschen	= Erde = Gedanke	–	die Lebenstätigkeit
Flüssigkeitsmensch	= Imagination	–	die chemische Tätigkeit
Luftmensch	= Inspiration	–	die Lichttätigkeit
Wärmemensch	= Intuition	–	die Wärmetätigkeit

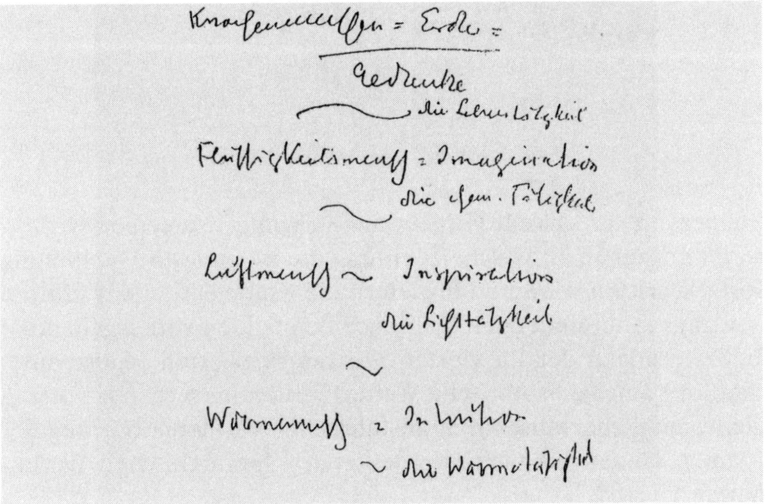

Notizbuch 531, Rudolf Steiner Archiv

Während Rudolf Steiner in seiner Kursdarstellung dieser Aspekte inhaltlich nicht mehr weiter ging, verband er in seinem Notizbuch die referierten Zusammenhänge mit den Inhalten des vorausgegangenen Vortrags und hielt fest, dass es realiter der wesenhafte Wille (bzw. der Mut, die Empfindung und der Gedanke) sei, der die ätherische Qualität der Wärme (bzw. des Lichtes, des Chemismus und des Lebens) innerhalb der jeweiligen Elementenorganisation *«erzeuge»*:

Feuer	–	Willens-Stärke: sie erzeugt die Wärme
Luft	–	Mut: er erzeugt das Licht
Wasser	–	Empfindung: sie erzeugt die chem. Wirkungen
Erde	–	Gedanke: er erzeugt das Leben

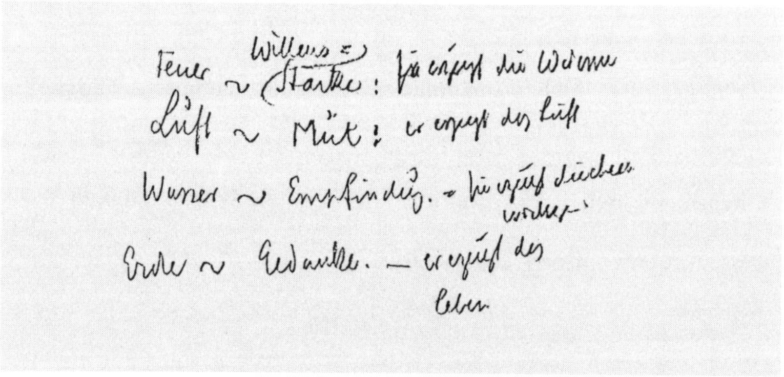

Notizbuch 580, Rudolf Steiner Archiv

Steiners entsprechende Notizbucheintragungen lassen möglicherweise erkennen, in welche Richtung die intendierte Darstellung fortgeschritten wäre und inwiefern die Komposition des fünften Vortrags in ihrem letzten Teil (nach den beiden vorausgehenden Erweiterungen der im vierten Vortrag skizzierten Pflanzenmeditation) auf die esoterische Weiterführung im sechsten Vortrag zielte, möglicherweise unter ausführlicher Mitthematisierung der – am 7. Januar lediglich angedeuteten – hierarchischen Wesenheiten.[68]

*

Ausgesprochen unvermutet und rasch erfolgte am Ende des sechsten Vortrags schließlich Rudolf Steiners Wendung zur Mysterienmedizin und zur Moral des ärztlichen Berufes. Von den notwendigen Erkenntnisstufen der verschiedenen Glieder des elementarischen Leibes und den ihnen verbundenen ätherischen Qualitäten ausgehend, betonte Rudolf Steiner erneut die Notwendigkeit eines tieferen Wissens und wesenhaften Erfahrens im Sinne der höheren Erkenntnisstufen (*«Wenn Sie nun so etwas [wie die Beziehungen der Elemente zu den Ätherarten] wirklich erfassen, dann können Sie nicht so denken, wie man gewöhnlich denkt. Wenn Sie dabei stehen bleiben wollen, so zu denken, wie man gewöhnlich denkt, können Sie eigentlich nur den Knochenmenschen erfassen, den Erdenmenschen. Sie haben nötig, von dem gewöhnlichen Denken zu einem solchen Erfassen der Welt überzugehen, das Sie innerlich wirklich ergreift, wie ich schon einmal gesagt habe.»* 316, 100f.) – legte dann jedoch anhand des ärztlichen Wissens weiter (andeutend) dar, dass die notwendige Rückverwandlung des imaginativ, inspirativ oder intuitiv Erworbenen in die Form der Gedankenprägung für den Arzt folgenreich sei und dazu führe, dass er dieses Wissen für sich selbst nicht zur Anwendung kommen lassen könne:

> Dadurch, dass man das medizinische Wissen in Gedanken verwandelt, dadurch nimmt man ihm, wenn es therapeutisches Wissen wird, etwas von seiner Wirksamkeit.
> Damit berühre ich etwas, was mit tiefen Dingen zusammenhängt. Es ist nicht zu leugnen, dass das Wissen um Heilmittel den Heilmitteln in einem gewissen Sinne ihre Kraft nimmt und dass es notwendig ist für den ernst zu nehmenden Arzt, eigentlich für sich selbst auf diejenigen therapeutischen Mittel, die er bei seinen Patienten anwendet, in ihrer Wirksamkeit mehr oder weniger zu verzichten und für sich selber andere Arten der Heilung zu beobachten.
> Bitte, überlegen Sie sich, was mit diesem Satz gesagt ist, so werden Sie darauf kommen, dass in noch viel tieferem Sinne, als das bisher gesagt worden ist, der Arzt die persönliche Stimmung der Hilfeleistung entwickeln muss. Für diejenigen Dinge, die er bei seinen Patienten anwendet, muss er eigentlich verzichten auf die Heilkräfte bei sich selber. […] Wenn ein wirklich durchdringendes Wissen von

irgendeinem Heilmittel vorliegt, so liegt bis zu einem hohen Grade für den Arzt die Notwendigkeit vor, bei sich selbst auf die Heilung durch dieses Mittel zu verzichten. Das ist die große Erziehung zur Selbstlosigkeit. (316, 101 f.)

Rudolf Steiner erläuterte am Ende seines Vortrages geisteswissenschaftlich nicht näher, worin ein reales «Wissen um Heilmittel» bestehe und inwiefern ein «durchdringendes», d. h. auf der Basis höherer Erkenntnisstufen gewonnenes Wissen durch den notwendigen Prozess seiner gedanklichen Fassung für den Erkennenden selbst seine Anwendung verunmögliche oder zumindest erheblich schwäche – ebenso wie die Beeinträchtigung der Heilmittelwirkung beim Patienten durch dessen geistigen Mitvollzug gerade dann am erheblichsten sei, wenn dieser höhere Erkenntnisstufen erreiche (*«Auf die Anfrage, ob dem Patienten Mitteilungen über die Heilmittel-Wirkungsweise gemacht werden sollen, kann gesagt werden, dass die Wirkung allerdings beeinträchtigt wird, wenn das Wissen davon in Gedanken aufgenommen wird. Doch ist die Beeinträchtigung weniger stark, wenn die Gedanken nur intellektualistisch sind, stärker, wenn sie bildhaft sind, am stärksten, wenn der Patient den ganzen Verlauf der Heilung in sich selbst zu verfolgen im Stande ist.»* 316, 226).
Dass Rudolf Steiner mit dem unvermittelt eingeschlagenen, jedoch mit den vorausgehenden Ausführungen über die tieferen Schichten der Leibesorganisation inhaltlich näher verbundenen Vortragsabschluss seine weiteren Darstellungen über das Krankheits- und Therapiewesen, damit aber auch über die «moralische Gesinnung» des Arztes eröffnete, war indes offensichtlich:

Medizinische Moral ist nicht etwas bloß Erfundenes, sondern folgt aus den ureigensten Gesetzen des Himmels, aus Gesetzen, die der Kosmos gebildet hat, um aus seiner Gesetzmäßigkeit heraus Heilmittel zu formen.

Je ernster eine solche Mitteilung stimmt, desto mehr wird sie beitragen können zur Erfassung des eigentlichen Grundnerves der Heilmittel überhaupt. (316, 102)

*

Nach einer ausführlichen Fragenbeantwortung zu Beginn des siebten Vortrags kehrte Rudolf Steiner zur Thematik seiner vorausgehenden Ausführungen zurück, machte nun – in Fortführung der elementarisch-organologischen Darstellungen – erstmals geltend, dass auch die Erkenntnis der *Heilweisen* für differente Organismusregionen den geistigen Bildestufen der einzelnen Organsysteme entsprechen müsse – und sagte einleitend am Beispiel der Muskelorganisation:

> Das Muskelsystem des Menschen, es wird ergriffen durch die Imagination, erkenntnismäßig ergriffen, wie ich gestern gezeigt habe, durch Imagination. Man lernt erkennen, was im Muskel wirkt, indem man zur bildhaften imaginativen Erkenntnis übergeht. Will man aber wissen, was in einem muskelartigen Organe heilend wirken kann, muss auch da die therapeutische Erkenntnis imaginativ sein. (316, 113)

Die therapeutische Heilmittelfindung muss sich demnach geistig in die spirituelle Sphäre begeben, aus der heraus das Leibesorgan von hierarchischen Mächten gebildet wurde und in der eine alleinige Erkenntnis seiner physiologischen und pathologischen Situation möglich ist. Als übersinnliche Erkenntnisweise bedient sie sich dabei zugleich der entsprechenden eigenen Organsysteme bzw. erfährt ihre Erlebnisse gewissermaßen an ihnen – *«geht man von dem Gedanken zur Imagination über, so erlebt man seine Imagination im Muskelsystem. Die Inspiration erlebt man, indem man innerlich mit seinen Organen miterlebt.»* (316, 114). Wiederholt hatte Rudolf Steiner innerhalb seiner Kursunterweisungen betont, dass das wahre medizinische Wissen nur unter Einsatz und Mitbeteiligung des ganzen Menschen zu gewinnen ist («Sie haben nötig, von dem gewöhnlichen Denken zu einem solchen Erfassen der Welt überzugehen, das Sie innerlich wirklich ergreift, wie ich schon einmal gesagt habe.» 316, 100 f.). Nun konkretisierte Steiner diese Aussage im Duktus seiner Darstellung erstmals bis in die Heilmittelerkenntnis und Organologie hinein (*«[...] Also dasjenige, was höhere Erkenntnis ist, das nimmt wirklich den ganzen Menschen in Anspruch.»* 316, 114), um in der Folge – wenn auch erneut in großer, abkürzender Verdichtung – anhand der

Pockenerkrankung zu skizzieren, dass deren therapeutische Erkenntnis auf inspirativ-intuitivem Niveau den eigenen Organismus, d. h. die ggf. pathologisch gefährdeten, jedoch im Rahmen der höheren Erkenntnisarbeit mitbeteiligten Organsysteme zu schützen vermag:

> Die wirklichen schwarzen Pocken rufen eine sehr starke [therapeutische] Inspiration, mit Intuition sogar, hervor, und das, was Sie auf diese Weise wirklich wissen, meine lieben Freunde, wenn Sie auf diesem Gebiete wirkliche Therapeuten sind, das wirkt stärker auf Sie, wenn es ein wirkliches Wissen ist, als eine Impfung. Es wirkt in einem andern Sinne viel stärker, und Sie werden im Studieren der Pockentherapie als Arzt in sich selber eine Art von Heilung im Voraus bewirken, prophylaktisch, und werden sich dadurch geeignet machen, wenn Sie den Zusammenhang verstehen, ohne Furcht, in völliger Liebe unter Pockenkranke gehen zu können. (316, 115 f.)

Die ideelle Heilmittelerkenntnis in der Sphäre einer höheren, der Krankheit bzw. dem von ihr pathologisch ergriffenen Organismusbezirk entsprechenden Stufe übersinnlicher Erkenntnis konfiguriert nach Rudolf Steiner die Selbsttherapie des beteiligten Arztes. Sie bedarf (im Unterschied zur heilenden Berufsausübung) keiner Verwandlung in irdische Gedankenformen und Heilsubstanzen, sondern wirkt im spirituellen Vollzug ganz offenbar auf den inneren, mitschwingenden Organismus zurück (bzw. wird an diesem entwickelt und leistet damit eine prophylaktisch-ordnende Korrektur möglicher Abweichungen) – sofern die moralischen Voraussetzungen im Sinne der ärztlichen Gesinnung vorhanden und wirksam sind:

> Die Idee zu haben von einem Heilmittel, das wirkt, aber es wirkt nur solange, als Sie furchtlos sind. Furcht ist nämlich der entgegengesetzte Pol der Liebe. Gehen Sie in eine Krankenstube mit Furcht, so hilft die ganze Therapie, die Sie angestellt haben, nichts. Gehen Sie hinein mit Liebe, können Sie von sich absehen, ja, können Sie die ganze Seele hinwenden auf diejenigen, die Sie zu heilen haben, können Sie in Liebe leben in Ihrer imaginativen, inspirierten Erkenntnis, dann, sehen Sie, werden Sie sich nicht einfach als diese persönliche Qualität, nicht als diese furchttragende Persönlichkeit des Erken-

nenden, sondern als die liebetragende Persönlichkeit des Erkennenden hineinstellen in den Heilungsprozess, sodass also nicht nur von außen die Medizin in das Moralische hineingetrieben wird, sondern auch von innen. [...] Es ist [...] so, dass einfach mit dem Prozess des Heilens diese moralischen Qualitäten am innigsten verknüpft sind. (316, 116)

*

Im letzten Abschnitt seines siebten Vortrages blieb Rudolf Steiner dann bei der spirituellen Betrachtung der Pockenkrankheit, skizzierte diese als eine in den physischen Leib verschobene, in sich selbst realgeistige Imagination, die er in einer Tierkreisbetrachtung näher beschrieb – und sagte dann in exemplarischer, aber doch auch prinzipieller (und nicht zuletzt für seinen eigenen Erkenntnisweg gültiger, ja geradezu autobiographischer[69]) Wendung:

Die Pockenkrankheit, meine lieben Freunde, ist das physische Abbild des Zustandes, in dem Ich-Organisation und Astralleib sind, wenn Sie eine solche Imagination haben. [...]

Das Kranksein ist die physische Imagination vom geistigen Leben. Und weil die physische Imagination zu Unrecht da ist, weil sie nicht nachahmen soll gewisse geistige Vorgänge, deshalb ist in der physischen Organisation das, was in der geistigen Welt unter Umständen ein Höchstes ist, unter Umständen in der physischen Organisation Krankheit. [...]

Damit aber zeigt sich, wie eng verwandt wirkliches geistiges Erkennen mit der Krankheit ist. Man erkennt eigentlich schon, indem man Geistiges erkennt, die Krankheit. Man kann gar nicht anders. Wenn man eine solche Himmelsimagination hat, dann weiß man, was Pockenkrankheit ist, weil sie nur die physische Projektion dessen ist, was man geistig erlebt. So ist es im Grunde genommen mit dem ganzen Krankheitswissen. [...]

Das sind Dinge, die Sie, meine lieben Freunde, einmal seelisch verdauen müssen. Dann werden Sie sehen, was Anthroposophie gegenüber dem Arztsein für eine Aufgabe hat, da Anthroposophie gerade zeigt, was die richtigen göttlichen Urbilder ihrer dämonischen Abbilder, der Krankheiten, sind. (316, 119f.)

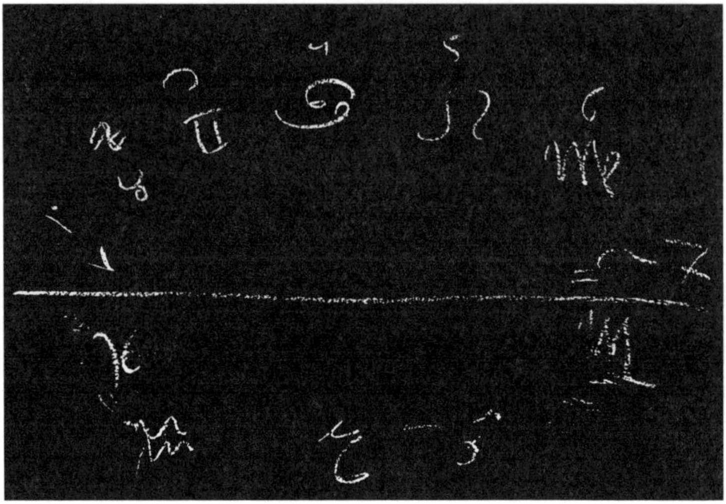

Wandtafelzeichnung, 8. 1. 1924 (Ausschnitt), Band XXIII, Tafel 8

Am Ende des siebten Vortrags war Rudolf Steiner dadurch bei einer spirituellen Anschauung des Krankheitswesens didaktisch angelangt – nach einem konsequent methodischen Kursaufbau. Am darauf folgenden letzten Tag sollte dann der Abschlussvortrag des Januarkurses gehalten werden, in neuerlich esoterischer Ausrichtung.

*

Nach einleitenden, auf Fragen nach dem Verhältnis von Schicksal, Krankheit und Therapie bezogenen Ausführungen begann Rudolf Steiner seine Darstellungen vom 9. Januar mit dem Aufweisen der Polarität zwischen plastisch-aufbauenden und zerstäubend-abbauenden Kräftearten im menschlichen Organismus, zwischen – kosmologisch gesprochen – lunaren und saturnischen Kräften resp. irdischen Silber- und Bleiprozessen. Erstmals innerhalb des Vortragskurses für die «jungen Mediziner» eröffnete Steiner damit das Gebiet der konkreten Substanztherapie in dem polaren Spannungsverhältnis beider Tendenzen – und sagte im

Hinblick auf einseitig veränderte Organismussituationen und ihre mögliche Korrektur:

> Verbunden mit den Aufbaukräften erweist sich in gewisser Beziehung das Silber, sodass, wenn Ihr bemerkt im Menschen, dass die Aufbaukräfte überwältigt werden von den Abbaukräften, Ihr in der Regel diese Gestaltung korrigieren könnt mit irgendeiner Arznei, die vom Silber her kommt. Merkt Ihr aber, dass die Aufbaukräfte wuchern, dass sie den Menschen in seiner Gestalt zusammenhalten, sozusagen verhindern das Zerstäuben, so sehen Sie stets, dass man appelliert an die Mittel, die vom Saturn kommen, an Mittel, die vom Blei herkommen, sodass, wenn man erkennt, wie der Mensch aufgebaut ist, man eine Anschauung bekommt davon, wie man sich zu verhalten hat. (316, 125)

Mit dem unmittelbar anschließenden Satz *«Nun handelt es sich darum, dass man in eine solche Betrachtungsweise hineinkommt»* begann daraufhin Rudolf Steiner unvermittelt eine sehr grundsätzliche Betrachtung über das Wesen der Krankheit, die die nachfolgend mitgeteilte Meditation inhaltlich vorbereiten sollte, an die Schlussbetrachtung des Vortages, insbesondere aber an die von Zeylmans angestoßene Darstellung vom 1. Januar über die «Schwelle zur geistigen Welt» und die Gestalt des «Hüters» anknüpfte (s. o.). Wie bereits acht Tage zuvor wies Rudolf Steiner nun darauf hin, dass die unbewusste Übertragung irdischer Begriffe in die geistige Welt von Schaden sei, ja ein «richtiges Blendwerk» hervorrufe, wogegen der «Hüter der Schwelle» schützend auftrete (*«Dieser Hüter der Schwelle ist eigentlich der Mahner, dass wir uns erst die Ideen verschaffen, die wir in der geistigen Welt brauchen.»* 316, 126). Der Übergang zur geistigen Welt, so Rudolf Steiner weiter, müsse als «Abgrund» im Astralleib und Ich unbedingt bewusst vollzogen werden – im Hinblick auf den spirituellen Ursprung der menschlichen Pathologie aber bedeute dies:

> [...] Wenn man [das Drüben-Ankommen in der geistigen Welt] nicht reinlich durchmacht im Ich und im Astralleib, so entsteht ein Blendwerk, und wenn dieses Blendwerk zurücksticht auf den Menschen, wird Krankheit daraus. Und immer wenn der Mensch etwas Krankes hat, so hat er eigentlich den Hüter der Schwelle in sich, nur in einer Art dämonischem Abbild. (316, 126 f.)

In seinem Notizbuch formulierte Rudolf Steiner:

Es strömen an der Schwelle
Sinnesdunkel und Geisteshelle
Zum Blendwerk ineinander
Dieses Blendwerks Abbild
Ist die Krankheit.

In der Krankheit lebet
der Hüter.
Begegnung im Geist bewusst
Begegnung im Körper
Unbewusst.

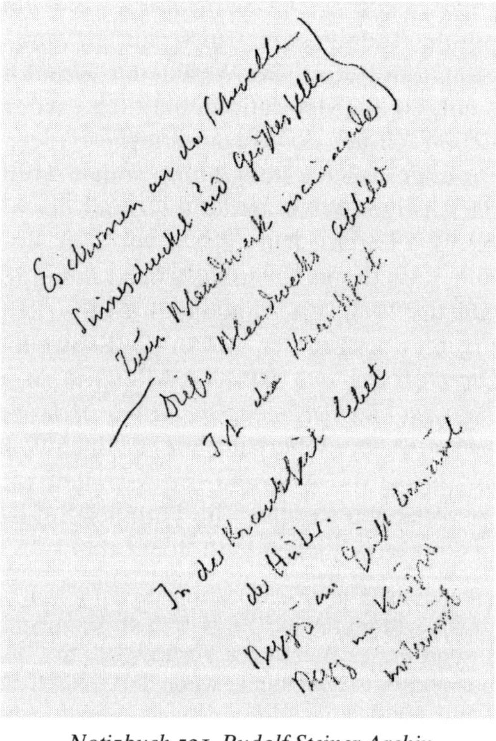

Notizbuch 531, Rudolf Steiner Archiv

In seiner entsprechenden Vortragsdarstellung betonte Rudolf Steiner, dass sich jeder Krankheitsverlauf durch eine Verschiebung oder «Verwirrung» des Verhältnisses zwischen Geistseele und Lebensleiblichkeit äußere – als Ausdruck des wirksamen «dämonischen Abbilds» des «Hüters der Schwelle». Am Tag zuvor hatte Steiner bei Betrachtung der Pockenkrankheit (als einer in die Physis verkehrten «Imagination vom geistigen Leben») gesagt:

> Man muss [...] die Krankheit so begreifen, dass man sich sagt: Könnten nicht durch gewisse Dinge, die wir morgen einsehen werden, gewisse geistige Wesenheiten heruntergeholt werden, wo sie nicht hingehören, so wären sie auch nicht in der geistigen Welt vorhanden. (316, 119)

*

Der nun folgende, zentrale Teil des achten und kursbeschließenden Vortrages war dann von der Formulierung und Erläuterung einer großen Meditation bestimmt, deren übender Verfolg den Medizinern helfen sollte, Wahrnehmungsorgane für die jeweils vorliegende Organismussituation zwischen menschlicher Geistseele und physisch-ätherischer Lebensleiblichkeit auszubilden (*«[...] Vor allen Dingen kommt es darauf an, dass man dasjenige, was seelisch im Menschen ist, unterscheiden lernt von demjenigen im Menschen, was körperlich ist.»* 316, 127 *«[...] Wenn der Mensch das wäre, als was ihn die gewöhnliche Anschauung sieht, so wäre er immer krank. Der Mensch kann gesund sein, aber unsere Anschauung, unsere Sinnesanschauung vom Menschen ist immer die Krankheit.»* 316, 132) – und damit zugleich therapeutisch urteils- und handlungsfähig zu werden. Rudolf Steiner beschrieb seinen Hörern die Seele als Teil der ätherischen Lichtwelt, den Körper jedoch als der Schwere unterworfen und sprach von «Leuchtekraft» und «Schweremacht», die für die gewöhnliche Wahrnehmung des Menschen «verwirrend ineinander geschoben» seien – *«weil sie verwirrend ineinander geschoben sind, kann man dem Körper nicht ansehen, überhaupt dem Menschen nicht ansehen, worin das Wesen der Krankheit besteht.»* (316, 127). Weiter hieß es dann mit direkter Wendung an die Zuhörer und mit Wiederaufgreifen der vorausgegangenen Vortragseinleitung über Aufbau- und Abbauprozesse, Blei- und Silberkräfte:

> Wenn Ihr Eure Seele so einrichtet, dass sie hinschauen kann auf den Menschen in der Art, dass sich das Wesen der Krankheit enthüllen kann, und wenn Ihr dadurch darauf kommt, wie das Wesen der Krankheit sich enthüllen kann, dann wird Euch nach und nach, wenn Ihr Blei anschaut, wenn Ihr Silber anschaut, eben aufgehen, welche Heilkräfte in diesen Dingen sind. (316, 127 f.)

Kurz darauf schrieb Rudolf Steiner das Mantram an die Tafel:

Schau in deiner Seele
Leuchtekraft
Fühl in deinem Körper
Schweremacht
In der Leuchtekraft
Strahlet Geistes-Ich
In der Schweremacht
Kraftet Gottes-Geist
Doch darf nicht
Leuchtekraft
Ergreifen
Schweremacht
Und auch nicht
Schweremacht
Durchdringen
Leuchtekraft
Denn fasset Leuchtekraft
Die Schweremacht
Und dringet Schweremacht
In Leuchtekraft,
So binden in Welten-Irre
Seele und Körper
In Verderbnis sich.
(316, 130 ff.)

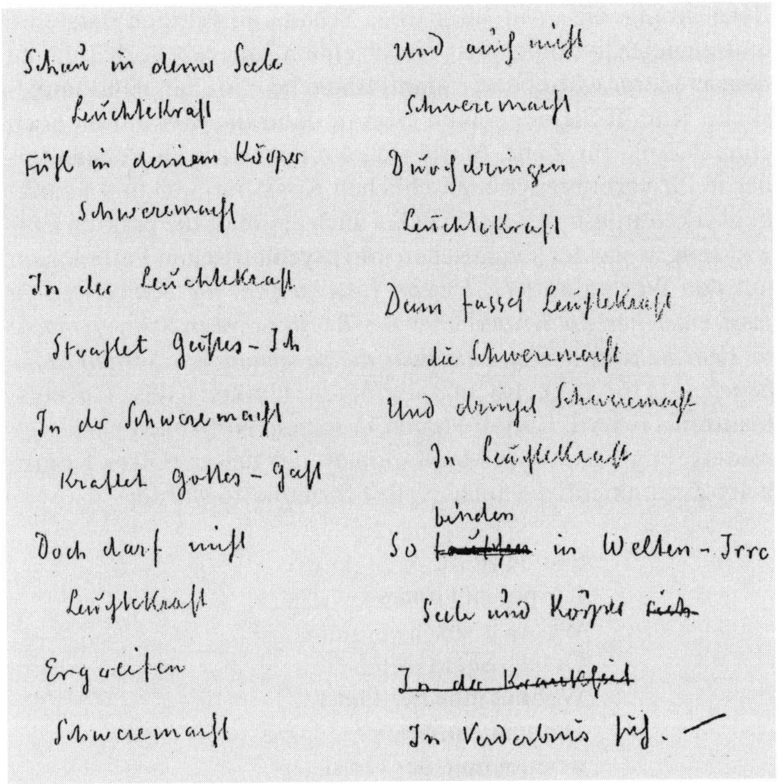

Schau in deine Seele
Leuchtekraft
Fühl in deinem Körper
Schweremacht
In der Leuchtekraft
Strahlet Geistes-Ich
In der Schweremacht
Kraftet Gottes-Geist
Doch darf nicht
Leuchtekraft
Ergreifen
Schweremacht
Und auch nicht
Schweremacht
Durchdringen
Leuchtekraft
Denn fasset Leuchtekraft
die Schweremacht
Und dringt Schweremacht
In Leuchtekraft
binden
So ~~tauschen~~ in Welten-Irre
Seele und Körper ~~sich~~
~~In der Krankheit~~
In Verderbnis sich.

Notizbuch 531, Rudolf Steiner Archiv

Auch in seinem Notizbuch hatte Rudolf Steiner sich das Mantram notiert, mit ursprünglich leicht verändertem Ende: *«So tauschen in Welten-Irre / Seele und Körper sich / In der Krankheit.»*

Unmittelbar nach der mantrischen Niederschrift an die Wandtafel im Glashaus ging Rudolf Steiner dann zu einer weiteren Substanzbetrachtung über (*«Ich habe bisher so gesprochen, dass Ihr den Menschen allgemein in seinem Verhältnis zum Kosmos erfassen könnt. Heute möchte ich in Eure Seelen hineinschreiben, was Euch befähigt, ein kleines Stückchen Gold zu nehmen und dieses Gold meditativ zu betrachten.»* 316, 128) – zu einer Gold-

Betrachtung, die er in «seelischer Schau» ausführlich darstellte und zugleich betonte, dass sie in einem inneren Verhältnis zu dem niedergeschriebenen Mantram stehe. Anschließend entwickelte Rudolf Steiner seinen Hörern dann die Meditation noch einmal Zeile für Zeile, führte sie zu einem tieferen Verständnis der in ihr verborgenen menschlichen Konstitutions- und Krankheitserkenntnis und deutete dabei auch erstmals die polaren Entwicklungswege der somatischen und psychiatrischen Pathologien mit den Worten an: *«[...] Wenn Leuchtekraft die Schweremacht fasst, entstehen die Krankheiten des Körpers; wenn Schweremacht in Leuchtekraft dringt, entstehen die so genannten Seelenkrankheiten.»* (316, 133). Im unmittelbaren Umkreis des Vortragsmantrams fixierte Rudolf Steiner in seinem Notizbuch noch eine weitere, eng verwandte Meditation, in der dieser polare Krankheits-Zusammenhang auch explizit formulierte wurde:

Seele bist du
Körper ist Gottes
Wesen in dir
Deiner Seele
Wohnet inne der Geist
Deinem Körper
wohnet inne der Geist
Doch lasse in des Körpers Geist
Die Gottheit walten
Und lasse in der Seele Geist
Die Ichheit walten
Denn nimmt deiner Seele Geist
Dein[en] Körper für sich als Kraft
So bist du körperkrank
Und nimmt deines Körpers Geist
Deine Seele für sich als Kraft
So bist du seelenkrank.

*

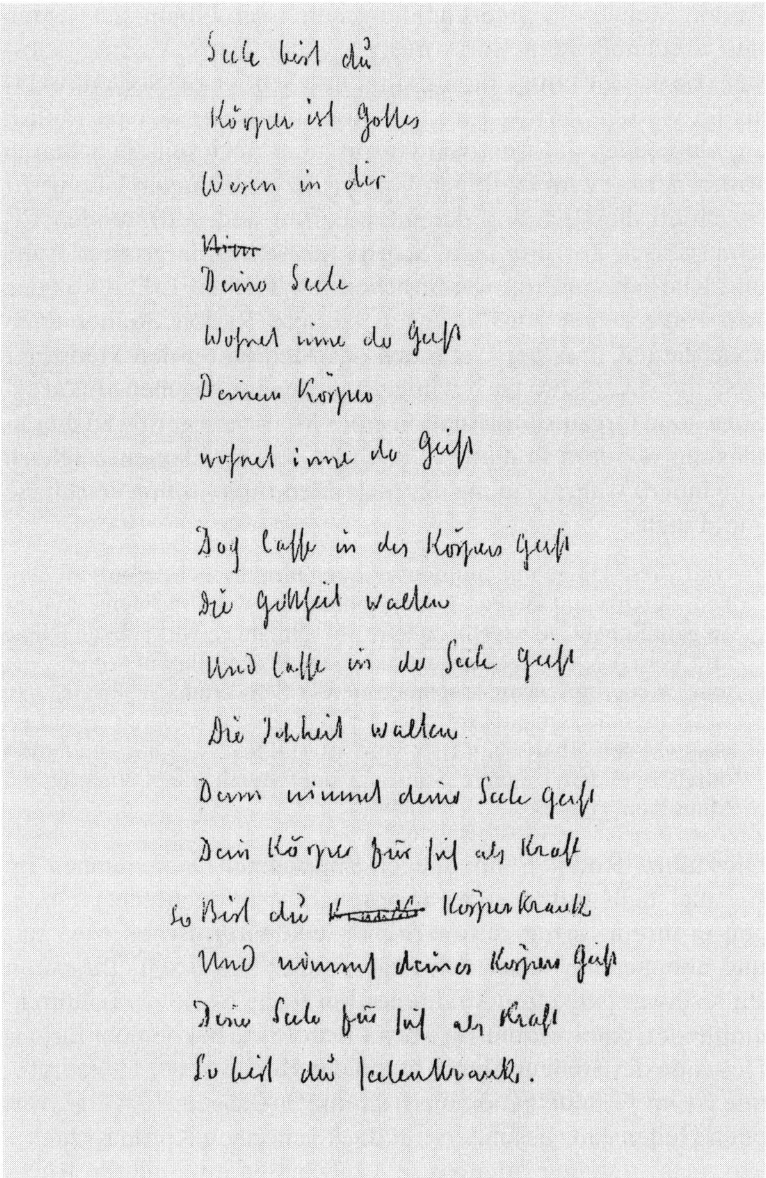
Seele bist du
Körper ist Gottes
Wesen in dir

~~[illegible]~~
Deine Seele
Wohnet inne der Geist
Deinen Körper
wohnet inne der Geist

Doch lasse in der Körpers Geist
Die Gottheit walten
Und lasse in der Seele Geist
Die Ichheit walten.
Denn nimmt deine Seele Geist
Dein Körper für sich als Kraft
So Bist du ~~[illegible]~~ Körperkrank
Und nimmt deines Körpers Geist
Deine Seele für sich als Kraft
So bist du seelenkrank.

Notizbuch 531, Rudolf Steiner Archiv

Rudolf Steiners Erläuterung der meditativen Übung des achten und abschließenden Kursvortrags, ja der ganze Vortrag selbst war von großer Innigkeit, Intimität und Schönheit. Noch direkter als im vierten Vortrag sprach Steiner die Mediziner persönlich an, ohne jeden autoritativen Gestus, aber doch mit einer klaren Aufforderung zum künftigen Vollzug der meditativen Übung. Er beschrieb die Richtung der intendierten und auftretenden Erlebnisweisen im Einzelnen, Schritt für Schritt, in größter Ruhe und Klarheit, und mit wesentlichen inhaltlichen Erläuterungen. Am Ende seiner Ausführungen betonte Rudolf Steiner dann noch einmal, dass der Gebrauch der Meditation den Mediziner nicht nur sukzessiv dazu befähigen würde, eine gegebene Inkarnations- bzw. Organismussituation eines Menschen geistig zu durchschauen, sondern in diesem «diagnostischen» Element zugleich eine innere Wahrnehmung der heilenden Intervention erschließe – und sagte:

> Nun, diese Dinge alle mit dem nötigen moralischen Impuls zu denken, durchzuempfinden, durchzufühlen und dann mit dem, was Ihr da gefühlt habt, zu wollen, da lernt Ihr allmählich wirklich die Dinge und Vorgänge der Welt so anzuschauen, dass Ihr darauf kommt, wie man wiederum, wenn Leuchtekraft die Schweremacht erfasst hat, wegbringt die Leuchtekraft von der Schweremacht durch irgend etwas, was den ätherischen Leib vom astralischen Leib her unterstützt durch irgendeine äußere Substanz oder durch einen Vorgang im Menschen. (316, 133)

Dies führte Rudolf Steiner gegen Ende seiner Darstellungen am Beispiel heileurythmischer (konsonantisch-vokalischer) Übungen in ihrem Bezug zu lunarischen und saturnischen bzw. auf- und abbauenden Kräfterichtungen näher aus («Seht Ihr, wenn Ihr so etwas [wie diese Meditation] in Eurer Seele richtig durchempfindet, dann werdet Ihr auch einen Blick bekommen für das Heilende der Heileurythmie. Denn das Heilende der Heileurythmie ist im Grunde genommen, ich möchte sagen dasjenige, was beim Heilen ganz besonders auf die kosmischen Kräfte rechnet.» 316, 133) – in einer offenbar sehr bewussten intendierten Rückkehr zum Vortragsbeginn und mit der exemplarischen Angabe

konkreter Therapieweisen einer neuen, kosmisch orientierten Initiatenmedizin.
Nach weitreichenden Abschiedsbemerkungen über die Beziehung der Hörer zur Medizinischen Sektion am Goetheanum (s. u., Kap. IV) beendete Rudolf Steiner daraufhin den ersten Kurs für die «jungen Mediziner» – *«Moral des medizinischen Studiums und der Praxis (esoterisch und exoterisch)»*.

*

3. Zum Aufbau des Osterkurses

In dem Kursus für jüngere Mediziner und Medizin-Studierende wurde diesmal die innere Entwickelung des Arztes besonders ins Auge gefasst. Man kann, wenn man die entsprechenden geistigen Fähigkeiten ausbildet, dazu kommen, in der Anschauung unmittelbar das Wesen des kranken Menschen und dasjenige der Heilmethoden als ein Ganzes zu verbinden. Dadurch aber entwickelt sich der Heil-Wille als die besondere Seelenstimmung, die der Arzt braucht. So wie in diesem Kurse die Entwickelung dieses Heil-Willens dargestellt worden ist, erscheint derselbe nicht als eine abgesonderte – abstrakte – menschliche Fähigkeit, sondern er tritt immer, ganz individualisiert, entsprechend der sachgemäßen Anschauung der Krankheit auf; er identifiziert sich mit dem Wissen vom Heilen in dem individuellen Fall. So wird durch Anthroposophie in das medizinische Können nicht ein mystisches Nebelgebilde hineingetragen, sondern das Gegenteil: ein exaktes Erfassen der Krankheit und ein daraus hervorgehendes exaktes therapeutisches Handeln. (260a, 226f.)

Wie aus der Einleitung des ersten, kurseröffnenden Vortrages vom Ostermontag ersichtlich wurde, hatte Rudolf Steiner intendiert, seine Folge-Darstellungen auf der Basis der esoterisch-meditativen Erfahrungen und Erlebnisse seiner Zuhörer aufzubauen – ja den Kurs geradezu als eine vertrauensvolle «Besprechung» dieser Innenwege (und der auf ihnen angetroffenen Schwierigkeiten) zu gestalten (*«[so] meine ich, wird es diesmal der beste Weg sein, den wir durchmachen können, wenn Ihr Euch auf diese inneren Schwierigkeiten besinnt, diese vorbringt in Form von Fragen und wir dann dasjenige, was eigentlich fördernd für die weitere*

Entwickelung unserer Sache ist, zum Gegenstand der Besprechung machen. […] Wir kommen dadurch mehr aus dem Vortragsmäßigen in das Erlebbare hinein, wenn solche Fragen auftauchen.» 316, 142). Knapp sechs Wochen zuvor hatte Rudolf Steiner gemeinsam mit Ita Wegman die *inhaltliche* Weiterführung der Januarvorträge unter der Überschrift «Menschenwesen und Weltorientierung im Hinblick auf Erziehung und Heilung sowie auf die zunächst besonders wichtigen Menschheitsaufgaben auf diesem Gebiete» angekündigt (316, 225); offensichtlich war jedoch, dass Rudolf Steiner die Ostervorträge *methodisch* im Geist seiner esoterischen Unterweisungen halten wollte – und damit auf Grundlage einer realisierten esoterischen Vertiefung der Einzelnen. Die Mitglieder seiner, seit 1904 für ein Jahrzehnt bestehenden «Esoterischen Schule» hatten Steiner in regelmäßigen Abständen vom Vollzug ihrer meditativen Übungen berichtet[70]; nun war Rudolf Steiner ganz offensichtlich bereit und willens, einen solchen Weg auch mit einer Gemeinschaft von Menschen und innerhalb einer Dornacher Hochschulsektion zu gehen, deren zentrale Aufgabenstellung die Ausbildung und Pflege einer berufsorientierten, d. h.

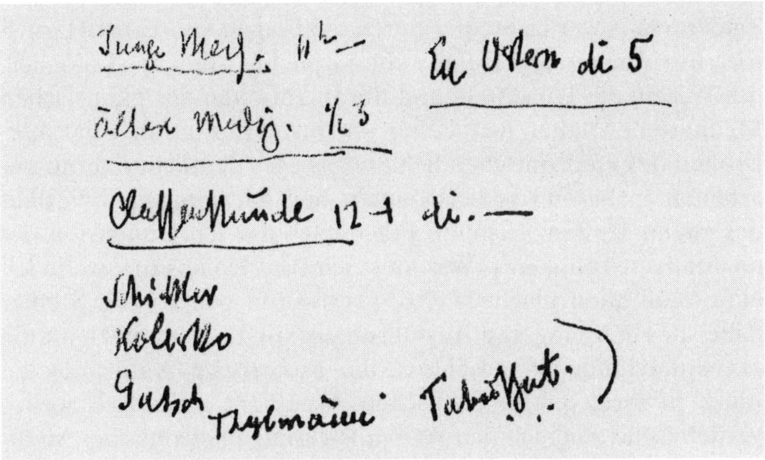

Notizbucheintragung Rudolf Steiners mit Kurs-Zeiten und Einzelgesprächen mit Teilnehmern der «Jungmediziner»-Vorträge (Notizbuch 469, Rudolf Steiner Archiv).

medizinischen Esoterik war. Dass Rudolf Steiner die begonnenen Vorträge für die jungen Mediziner tatsächlich als einen systematischen Versuch in dieser Richtung verstand, wurde durch den Beginn seines Ostermontagvortrages eindrucksvoll deutlich. Aber auch Ita Wegman betrachtete im Anschluss an Rudolf Steiner die versammelten Hörer als eine Gruppe von Studenten und Ärzten, «die zusammen sich verbunden haben durch die Meditationen, um die Meditationen noch vertiefter in sich aufzunehmen und zu verstehen»[71] – eine Gruppe, der sie im Vorfeld des Ostertreffens eine «Fortsetzung der esoterischen Betrachtungen» in Aussicht gestellt hatte.[72]

*

Das weitgehende Ausbleiben der erbetenen Schilderungen in den ersten beiden Vorträgen des Osterkurses hatte zur Folge, dass Rudolf Steiners nachfolgende Darstellungen – trotz ihres zunehmend esoterisch-mantrischen Duktus' – weitgehend den (so Steiner) «vortragsmäßigen» Charakter behielten und nicht zu einer «Besprechung» spiritueller Erfahrungswege wurden. Andererseits war es Steiner durch die Fragen von Ernst Harmstorf, Ilse Knauer und Helene von Grunelius zumindest möglich, das Wesen, die Umstände und die Intentionen der mantrischen Meditationen näher aufzuhellen und insofern zentrale Charakteristiken des medizinischen Schulungsweges deutlicher herauszuarbeiten. Insbesondere Ilse Knauers, am Ostermontag im Verlauf des ersten Treffens gestellte Frage nach der Ich-Dimension der meditativen Tätigkeit («Was muss ich vom Ich aus tun, wenn ich eine Meditation mache?» 316, 145) wurde von Rudolf Steiner dabei zu einer längeren Ausführung genutzt, die deutlich an die Januardarstellungen anschloss, die exoterische Anthropologie (auch in ihren pathogenetischen Aspekten) esoterisch weiter vertiefte und zugleich den Weg in Richtung medizinischer Meditationstätigkeiten jenseits mantrisch geformter Spruchbildungen wies. Diese umfangreiche Darstellung Steiners bildete de facto den zentralen Inhalt des ersten Vortrages.

In ihr beschrieb Rudolf Steiner einleitend, dass die meditative Tätigkeit nicht den verstehenden Intellekt des Ich-Bewusstseins, sondern vielmehr einen hörenden Vollzug aus tieferen Wesensschichten erfordere und dieselben gewissermaßen aktiviere: *«Wenn Sie den Meditationsinhalt, einfach wie er gegeben ist, in Ihrem Bewusstsein anwesend sein lassen, gar nicht nachdenken, sondern im Bewusstsein anwesend sein lassen, dann arbeitet in Ihnen nicht Ihr Ich aus der gegenwärtigen Inkarnation, sondern das aus der vergangenen. Sie halten stille den Intellekt; Sie versetzen sich einfach in den Wortinhalt, den Sie innerlich, nicht äußerlich hören, als Wortinhalt hören. In das versetzen Sie sich, und indem Sie sich in das versetzen, arbeitet im Meditationsinhalt Ihr innerer Mensch, der nicht derjenige ist der gegenwärtigen Inkarnation.»* (316, 145)

Von dieser Feststellung ausgehend, baute Rudolf Steiner seine weiteren Ausführungen auf, die ganz offensichtlich aufzeigen sollten, wie die esoterische Verinnerlichung der exoterisch entwickelten Anthropologie und Naturkunde konkret vollzogen werden kann – aus dem Ich des medizinisch studierenden und tätigen Menschen heraus. Steiners Darstellung war dabei entwicklungsphysiologisch ausgerichtet («Menschenwesen und Weltorientierung im Hinblick auf Erziehung und Heilung») und um die Leibbildungsprozesse der frühen Kindheit zentriert – sie beschrieb die primäre Leibbildung des Kindes im ersten Jahrsiebt als dynamischer Ausdruck polarer Kräfteentitäten, seines kosmisch orientierten Geistwesens (dessen leibbildende Formkräfte zur Kugelgestalt drängen) und einer wirksamen Erbleiblichkeit, die – von den Eltern zur Verfügung gestellt und in sich selbst Ausdruck einer spezifischen evolutionären Entwicklungsstufe und -problematik – als «Modell» der ersten nachgeburtlichen Körpergestaltung dient:

> Das [Kosmische nachbilden] will eigentlich der Mensch […], wenn er heruntersteigt aus dem vorirdischen in das irdische Dasein. Warum macht er es nicht? Weil ein Modell gegeben ist. Und nach diesem Modell arbeitet er nun mit den aufgenommenen Substanzen während der ersten sieben Jahre das Vorirdische um. Er möchte eigentlich ein

> mehr Kugeliges gestalten und einen kugelig organisierten Menschen hervorrufen. Das wird umgearbeitet nach dem Modell. (316, 147)

Rudolf Steiner deutete dabei auch die pathogenetische Potenz dieses Vorganges an und schilderte anhand der polaren Scharlach- und Masernerkrankung ein jeweiliges Übergewicht einer der beiden Kräfteentitäten – nicht im Sinne einer ausführlichen Krankheitsdeskription, sondern in exemplarischer Weise *und* als deutliche Aufforderung an seine Hörer, sich durch die Ausbildung entsprechender Wahrnehmungsorgane eine reale Auffassungsmöglichkeit dieser Vorgänge zu erwerben:

> [...] Wenn Sie das Ineinanderarbeiten in der richtigen Weise beobachten, sehen Sie dann nur einmal, wie der innere Mensch, der als geistig-seelischer im vorirdischen Dasein da war, wenn der für eine Zeitlang eine zu starke Oberhand hat, wie der besonders stark ins Physische hineinarbeiten, nach dem Modell sich stark richten muss und wie er dann dieses verletzt, indem er überall anschlägt und sagt: ich will diese Form herauskriegen – dann stellt sich der Kampf als Scharlach heraus. Ist der innere Mensch [dagegen] so zart, dass er fortwährend zurückweicht, dass er die Substanzen, die aufgenommen werden, mehr nach sich formen will, und bekämpft er das Modell, so stellt sich der Kampf als Masern heraus. (316, 149f.)

Es gehe, so Rudolf Steiner, um die methodische Ausbildung einer entsprechenden übersinnlichen Anschauungsweise – *«Alles, was Medizinisches ist, muss man mit der unmittelbaren Anschauung ergreifen, dazu muss sie erst ausgebildet sein.»* (316, 151).
Steiner beschrieb in dem genannten entwicklungsphysiologischen Zusammenhang im Einzelnen, wie intensiv sich die höheren Wesensglieder des Kindes mit den Fremdsubstanzen der Nahrung verbinden, um mit ihrer Hilfe die modellhafte Körpergestaltung vollziehen zu können. Er beschrieb diesen Vorgang im letzten Drittel seines Vortrages in imaginativer Weise und anklingend an die «Leuchtekraft»- und «Schweremacht»-Polarität der Schlussdarstellung vom Januar, die ihrerseits die Ausbildung von Wahrnehmungsfähigkeiten für das Verhältnis von Geistseele und Lebensleib thematisiert hatte. Nun hieß es bezüglich des sich er-

nährenden und damit Leibbildungsprozesse vollziehenden Kindes, der wirkenden Wesensglieder und der Notwendigkeit ihrer entsprechenden Anschauung:

> Sie sehen da, wie gewissermaßen aufleuchtet das Geistig-Seelische und immer hineindunkelt und hineinschattet das, was als Nahrungsmittel hineinkommt, sehen, wie da aus Licht und Finsternis gleichsam wie in Farben gebildet wird das, was der zweite Mensch ist. Sie sehen in der Tat, wie in Helligkeit das Vorirdische im Menschen ist, wie Verdunkelung dasjenige ist, was an äußeren Nahrungsmitteln aufgenommen wird. In dem Kind macht sich über die Finsternis her eine Helligkeit, die aus dem Vorirdischen kommt, die Milch geht als Finsternis hinein: das bildet die verschiedensten Farben miteinander. (316, 151 f.)

Diese Vorgänge sind nach Rudolf Steiner unmittelbar wahrnehmbar (*«Es ist das wirklich zu sehen.»* 316, 151). Sie ermöglichen in ihrer genauen Beobachtung und Durchdringung die Verinnerlichung der medizinischen Anschauung und sind dadurch ein immanenter Bestandteil des ärztlichen Schulungsweges, ja der Ich-geführten Meditation, nach der Ilse Knauer gefragt hatte (*«Wenn Sie […] das Kind so beobachten, wie ich es jetzt gesagt habe, da meditieren Sie so, dass Ihre Organisation ganz mitarbeitet.»* 316, 152). Unter Bezugnahme auf die Masern- und Scharlacherkrankung sagte Rudolf Steiner:

> Meditieren Sie auf der einen Seite in Mantren dadurch, dass Sie das Mantram auf sich wirken lassen, dass Sie Ihre seelischen Kräfte losbekommen auf der einen Seite; auf der anderen Seite meditieren Sie einfach das Kind. Stellen Sie sich vor, wie das, was geistig-seelisch herunterkommt, mit Ausscheidung des Modells sich zunächst heranmacht an die physischen Nahrungsmittel, und dann dasjenige, was da vorgeht zwischen dem Geistig-Seelischen und den Nahrungsmitteln, das nun gerichtet wird nach den Formen des Modells. Wenn Sie sich das recht vorstellen, das zu starke Arbeiten des Geistig-Seelischen, das zieht sich Ihnen in der Scharlachbildung zusammen. Das zu schwache Arbeiten des Geistig-Seelischen, das zurückbebt vor dem Modell, das zieht sich Ihnen in der Masernbildung zusammen. Wenn Sie sich das meditativ vorstellen, treiben Sie hinüber die gewöhnliche Meditation in die medizinische Meditation. (316, 151)

Die «medizinische Meditation» besteht nach Rudolf Steiner in dem Vermögen, die exoterisch aufgenommenen physiologischen, pathophysiologischen und therapeutischen Zusammenhänge tiefer zu durchdringen, d. h. zunehmend der in ihnen wirkenden Kräfte auf der Basis einer sich sukzessive ausbildenden imaginativen, inspirativen und intuitiven Erkenntnisstufe ansichtig zu werden. Die meditativ-mantrischen Übungen bilden dafür die prinzipielle Voraussetzung, indem sie die Umwandlung des eigenen Seins in ein höheres Erkenntnisorgan vorbereiten *(«Meditieren Sie auf der einen Seite in Mantren dadurch, dass Sie das Mantram auf sich wirken lassen, dass Sie Ihre seelischen Kräfte losbekommen auf der einen Seite.»)*, d. h. sie ermöglichen jene Ichhafte Verwandlung der medizinischen Studien- und Wissensinhalte, die nachfolgend oder parallel zu leisten ist. Diese Verwandlung gelingt im Sinne einer intensivierenden Wahrnehmung und Durchdringung in dem Maße, in dem die jeweiligen Erkenntnisinhalte innerhalb ihres geistigen Werdeprozesses gesehen werden können, d. h. vor einem gesamtanthropologischen Hintergrund erscheinen:

> Haben Sie das Bild des Menschen im Sinne, dann meditieren Sie auch richtig. Dann werden Sie das, was Sie lernen können, mit dem, was Sie meditieren, vereinen können. Dann bleibt das Gelernte nicht Theorie, sondern es wird Praxis, weil Sie die Kraft bloßlegen, die Ihnen das zur Anschauung bringt. (316, 153)

Im Hinblick auf das «Bild des Menschen» arbeitete Rudolf Steiner innerhalb dieses ersten Vortrages die Leibbildungs- und Umbildungsprozesse mit Nachdruck heraus und beleuchtete sie im Kontext des fortgesetzten Inkarnationsvorganges – als Auseinandersetzung kosmischer und irdischer Kräfteentitäten, die in umschriebenen Zeitperioden Phasen spezifischer Konstellationen durchlaufen. Steiner charakterisierte andeutend krisenhafte Übergangsperioden, wies auf entsprechende, jeweils vom Eingriff einer neuen Kräftesphäre bestimmte Phänomene im vegetativen Bereich hin, akzentuierte dabei erneut den in seinem allgemeinanthroposophischen Vortragswerk häufig besprochenen materiellen «Chaotisierungsprozess» im Protein- und Samenbereich als Wirkensvoraussetzung ätherisch-kosmischer Lebenskräfte – und sagte gegen Ende seiner, von Ilse Knauer angestoßenen Ausführungen:

> Sobald es ins Lebendige hineingeht, muss immer wieder durch das Chaos hindurchgegangen werden. So bekommen Sie wieder einen Anhaltspunkt, medizinisch zu meditieren. Sie bekommen einen Anhaltspunkt, sodass Sie sich die ausgebildete Pflanze vorstellen, wie sie da wächst von Blatt zu Blatt und so weiter. Jetzt kommt sie zur Samenbildung in der Frucht, da stellen Sie sich vor, während Sie sich sonst die Samenpflanzen hell vorstellen, da wird es ganz dunkel, ganz finster. Dann kommt wieder die Helligkeit, indem das wieder von außen [ätherisch] ergriffen wird. So können Sie sich wieder imaginativ aus dem Pflanzenleben ein Bild machen; wenn Sie das Bewusstsein haben: das ist die Pflanze – dann ist das ein Imaginativ-Meditatives. Sie dürfen nicht intellektuell, sondern müssen im Konkret-Vorstellungshaften bleiben. Das Intellektuelle ist nur dazu da, um in Gedanken darzustellen, was man weiß. (316, 155 f.)

*

Obwohl ebenfalls nur bedingt im Sinne der von Rudolf Steiner erbetenen meditativen Selbsterfahrungen gehalten, bestimmten die Fragen und Aussagen Helene von Grunelius‘ sowie Steiners Antworten auf sie nahezu den gesamten zweiten Vortrag des Osterkurses. Grunelius beschrieb auf Rudolf Steiners erneute Aufforderung hin die bestehende Verunsicherung der Kursteilnehmer im Umgang mit den erhaltenen Übungen, bat um methodische Hilfestellungen und berichtete dabei in aufrichtiger Weise von ihrer persönlichen Studien- und Arbeitssituation, insbesondere im Hinblick auf die moralische Dimension des «Heilwillens».[73] Rudolf Steiners Antworten an sie eröffneten daraufhin noch einmal prinzipielle Gesichtspunkte zum esoterischen und ethisch-moralischen Aspekt des Medizinstudiums und der in Dornach erfahrenen Unterweisungen, in individueller wie sozialer Hinsicht. Mit Nachdruck arbeitete Steiner dabei heraus, dass die Meditationen und Übungen der bisherigen Vorträge eine eindeutig intentionale Ausrichtung zur medizinisch-therapeutischen

Tätigkeit vorwiesen, d. h. dem Kontext einer Willensentscheidung zur Heilkunst zugehörig waren (*«Bei den […] Meditationen wird es sich darum handeln, dass man wirklich will, innerlich will Mediziner werden, dass man sich sagt: Das ist der Weg; und nun gehe ich so oft an die Meditation heran, als ich nur kann. Ich bin mir bewusst, wenn ich die eine oder die andere mache, hat sie diese oder jene Absicht. – Es muss also immer aus dem freien wollenden Innern des Menschen der Drang da sein nach einer solchen Meditation, dem Verrichten einer solchen Meditation. […] Gerade wenn es sich um das Arztwerden handelt, so sollte man im allertiefsten Sinne des Wortes bedenken: Arzt werden sollte nicht so aufgefasst werden, wie man es heute auffasst, in einen Beruf hineinzukommen. Sondern Arzt werden sollte man eigentlich durch innere Berufung, durch innere Hingabe an das Heilen und so weiter. Und wenn man diesen Trieb zu heilen im allgemeinen empfindet, dann wird man die Wegleitung haben an dieser Meditation und wird dann dem Ziele zugeführt.»* 316, 159). Entgegen allen individuell erhaltenen esoterischen Übungen auf dem persönlichen Entwicklungsweg standen die Kursübungen damit im eindeutigen Zeichen einer berufsspezifisch-esoterischen Vertiefung bzw. einer getroffenen Schicksalsentscheidung für die Medizin – *«Es hat Sie alle Ihr Karma hingestellt, medizinisch zu wirken; nun müssen Sie nur tief genug in sich hineinschauen, und Sie werden schon finden, dass Sie den Durst [zu diesen Meditationen] wirklich empfinden. Und Sie werden die Augenblicke finden, die Stunden, in denen Sie solche Meditationen machen wollen.»* (316, 160)

*

Während Steiners weitere Ausführungen über den notwendigen Zusammenhang der Diagnose- und Therapieprozesse bzw. der Krankheits- und Heilungserkenntnis sowie über die Bedeutung des Heilwillens in der Medizin direkt auf Helene von Grunelius antworteten[74] – ebenso wie die anschließenden, eher aphoristisch-prinzipiellen Bemerkungen zur Medizin, zum Medizinstudium und zur Gruppe der «jungen Mediziner» –, setzte Rudolf

Steiner erst ganz am Ende des zweiten Vortrages einen neuen inhaltlichen Akzent, der zur intentionalen Kurskomposition gehörte und entschieden in die Zukunft wies. Nachdem er sich fragend vergewissert hatte, ob tatsächlich noch *alle* Teilnehmer am nächsten Tag in Dornach anwesend sein würden, kündigte Rudolf Steiner die Fortsetzung des Kurses am 23. 4. an und formulierte in überraschend direkter Weise eine zusätzliche Meditation:

> Ich möchte Ihnen nur, ohne dass dies natürlich jetzt erklärt werden kann – ich will aber morgen eine Erklärung vorausschicken –, zur weiteren Betrachtung eine Anzahl von Zeilen geben, die gerade eine Art zentrale Meditation werden können nach der Richtung, die gestern hier angeschlagen worden ist. (316, 171)

Mit diesem Übergang beendete Rudolf Steiner die Zeit der angebotenen Besprechung innerer Erfahrungen auf dem esoterischen Weg und setzte die in seiner Antwort an Ilse Knauer enthaltenen Elemente der «medizinischen Meditation» in weiterer Steigerung fort. In seinen Ausführungen vom Vortag hatte das «Bild des Menschen» als Hintergrund und Inhalt der meditativen Bemühung im Zentrum der Darstellung gestanden – in der Gestalt des Menschwerdungs- und Leibbildungsprozesses der frühen Kindheit und im Spannungsfeld kosmisch-irdischer Kräftewirksamkeiten. Nun fuhr Steiner im Hinblick auf die angekündigte «zentrale Meditation», ihre einzelnen Zeilen bzw. die durch sie ermöglichte Vertiefung fort:

> Sie werden so darauf kommen, was in den Menschen hereingebaut ist aus dem Kosmos, aus dem Umkreis der Erde, von irdischen Kräften, wenn Sie immer weiter darauf die Aufmerksamkeit richten. Wenn Sie sich fragen bei der Gestaltung des Auges: «Wie ist das aus dem Kosmos heraus gestaltet?» – bei der Lunge: «Wie ist diese aus den Kräften des Umkreises heraus gestaltet, aus dem, was sich planetarisch bewegt auch in den Elementen der Luft und des Wassers? – Wie ist dasjenige, was im Menschen Stoffwechselorgane gestaltet, mit dem Irdischen zusammenhängend?» – wenn Sie sich diese Fragen durchwegs überall stellen und nach folgender Anweisung meditieren, dann werden Sie lernen, in den Menschen hineinzuschauen. (316,171 f.)

Danach schrieb Steiner die Meditation Zeile für Zeile an die Tafel, wobei er ganz offensichtlich seine Aufschrift immer wieder für kurze Kommentare unterbrach und im Übrigen sehr wahrscheinlich das Mond-, Sonnen- und Saturnzeichen erst nach jeweils zwei niedergeschriebenen Zeilen ergänzte:

Schau, was kosmisch sich fügt,
Du empfindest Menschengestaltung.
– das im Zusammenhang mit dem Mond.

Schau, was luftig dich bewegt
– zum Beispiel im Atem oder in der Blutzirkulation

Du erlebest Menschenbeseelung.
– das ist im Zusammenhang mit der Sonne.

Schau, was irdisch sich wandelt,
– vorzugsweise das, was den Menschen auch den Tod bringt –

Du erfassest Menschendurchgeistung.
– das im Zusammenhang mit Saturn. (316, 172)

*

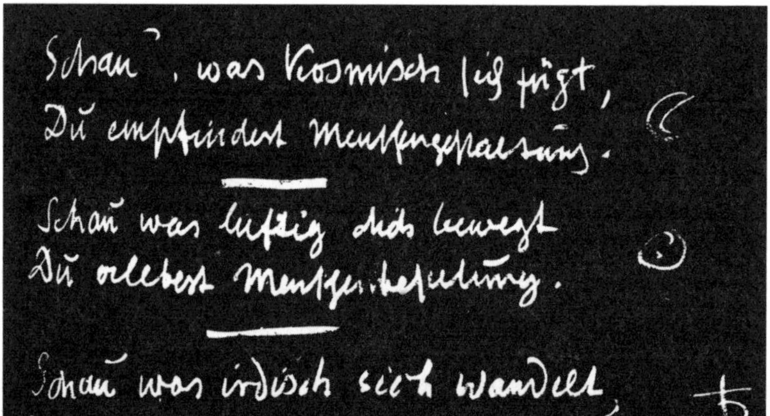

Wandtafelzeichnung, 22.4.1924 Band XXIII, Tafel 12

Obwohl Rudolf Steiner am Ende seines zweiten Vortrages angekündigt hatte, dem dritten Vortrag lediglich eine Erklärung der Meditation «vorausschicken» zu wollen – und er den Folgevortrag mit den Worten begann: *«Nun, meine lieben Freunde, ich möchte einige Worte voraus sagen über jenen Spruch, den ich gestern am Ende der Stunde an die Tafel geschrieben habe»* (316, 173) –, so stand schließlich doch die gesamte Darstellung vom 23. April bis zum Einsetzen von Hörerfragen im Erläuterungskontext des Mantrams. Wie aus dem Ende des Vortrages hervorgeht, gedachte Rudolf Steiner mit diesen Darstellungen das Ostertreffen mit den jungen Medizinern abzuschließen, ganz offenbar angesichts der unterbliebenen Rückmeldungen über die konkret gegangenen esoterischen Wege, die die Voraussetzung für ein weiteres Fortschreiten in Richtung des intendierten dritten («moralischen») Teiles gebildet hätten. Selbst die «zentrale Meditation» hatte Steiner in der oben genannten Weise nur nach einer Rückfrage an die Teilnehmer eröffnet und zuvor erwogen, den gesamten Kurs nach lediglich zwei Treffen – und trotz der anderslautenden Vorankündigung vom März – zu beenden; die schließlich dennoch gegebene Meditation und ihr Schulungsinhalt aber sollten nun ein weiteres «Geleit» für den künftigen Weg der «jungen Mediziner» ermöglichen, worauf Rudolf Steiner in seinen Schlussworten des dritten Vortrages – vor Einsetzen der Fragen – explizit hinwies (*«Das ist das, was ich Ihnen sagen wollte und was ich meine, dass Sie mitnehmen können, denn es wird Ihnen für vieles Geleit sein können.»* 316, 183). In diesen abschließenden Ausführungen betonte Rudolf Steiner noch einmal den notwendigen Weg der Medizin zur Erkenntnis des Menschen im Kosmos – und akzentuierte erneut dessen moralische Implikation:

> Und wenn Sie zu der Wirklichkeit gehen, dann ist der Mensch ein Geschöpf, durchaus versorgt und gepflegt aus dem Kosmos, und dann strahlen mit seiner Astralität zugleich auch die moralischen Kräfte ein. Dann haben Sie die Möglichkeit, den Menschen mit der moralischen Welt auch wirklich innerlich in Verbindung zu denken. So kommen Sie wieder zurück, wenn Sie wahre Medizin treiben, zu dem, was den Menschen erst zu einem moralischen Wesen macht, zu

einem solchen Menschen, der wirklich organisch erleben kann das Moralische, nicht mehr bloß aufzupassen braucht auf sie als auf äußere Gebote. (316, 182 f.)

Wiederum wies Steiner an dieser Stelle darauf hin, welche Bedeutung das meditativ-wiederholte Wissen habe (*«Die geistigen Wahrheiten haben das Eigentümliche, dass sie nicht richtig Gedächtniswahrheiten werden können.»* 316, 183) – und sagte in Fortführung seiner Januardarstellungen über das Wesen und den methodischen Wert der esoterischen Vertiefung:

Was […] gegenüber den geistigen Wahrheiten werden muss, das ist, dass man sie immer wieder und wieder erlebt und sie einem dann zur Gewohnheit werden, nicht gedächtnismäßig, bildmäßig behalten werden, sondern zur Gewohnheit werden. Das ist der Sinn, der durchgreifende Sinn des Meditierens, dass man an das appelliert, was im Grunde genommen nur in der ersten Kindheit vorhanden ist. Da hat man auch kein Bildgedächtnis, daher wird das vom kleinen Kinde vergessen, was es erst erlebt hat. Es lebt im gewohnheitsmäßigen Gedächtnis. An dieses müssen wir zurückgehen, wenn wir geistige Wahrheiten in uns verarbeiten wollen, sonst verschwitzen wir sie sehr schnell.
Deshalb muss, weil Sie das Bedürfnis hatten, Esoterisches hier zu empfangen, appelliert werden an Ihr meditatives, an Ihr innerliches Aneignen, sonst werden Ihnen die Dinge nichts nützen können. Dann werden Sie die feine Empfänglichkeit bekommen, die Sie – jetzt nicht instinktiv, sondern intuitiv – hinleitet dazu, wieder etwas Ähnliches zu empfinden wie dasjenige, was sich noch abstrakt erhalten hat in der so genannten Signaturenlehre, das heißt der Pflanze, dem Stein ansehen, wie sie wirken können im Organismus. Sie haben auch dieses, dass Sie nicht nur Ihren physischen Leib, sondern auch Ihren Ätherleib ausbilden und dass Ihnen das gewohnheitsmäßige Gedächtnis eine verfeinerte Wahrnehmungsfähigkeit für die Inhalte der physischen Umgebung geben wird und die Fähigkeit, so die Welt im Sinne eines Menschen anzusehen, der die Frage aus dem menschlichen Organismus bekommt von der kranken Lunge, vom kranken Herzen, und die Antwort aus der Umgebung von den heilenden Pflanzen, heilenden Mineralien und so weiter. (316, 183 f.)

Mit diesen, ganz offenbar als Schlussworten gemeinten Aussagen wies Rudolf Steiner nicht nur eindringlich auf die Schulungsdimension des esoterischen Weges für das medizinische Diagnostizieren und Therapieren hin, sondern erinnerte die Gruppe um Helene von Grunelius auch an jene Intention, mit der sie einst an ihn herangetreten war (*«weil Sie das Bedürfnis hatten, Esoterisches hier zu empfangen»* 316, 184[75]). Den Worten vorausgegangen war jedoch die Erläuterung der «zentralen Meditation».

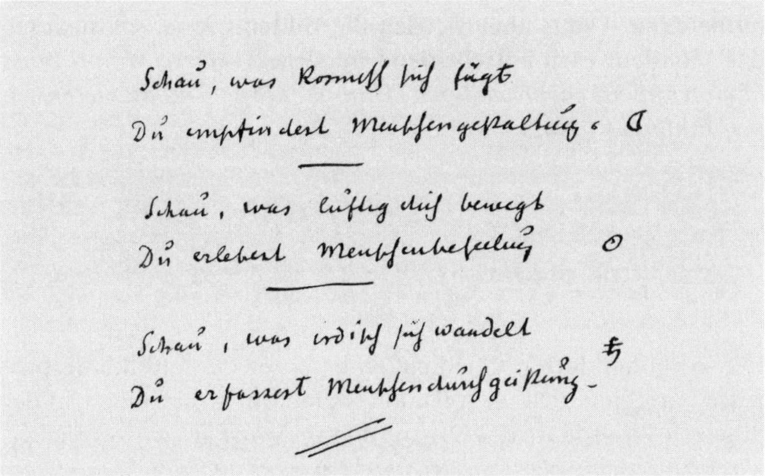
Schau, was kosmisch sich fügt
Du empfindest Menschengestaltung. ☾

Schau, was lüftig dich bewegt
Du erlebest Menschenbeseelung ☉

Schau, was irdisch sich wandelt ♄
Du erfassest Menschendurchgeistung.

Ita Wegman Archiv

Rudolf Steiner beschrieb in seiner «vorausgeschickten Erklärung» der «zentralen Meditation» diese in ihren drei, aus jeweils zwei Zeilen bestehenden Teilen – und erläuterte deren anthropologische und kosmologische Dimension. Dabei machte er einleitend geltend, dass die Gestalt des menschlichen Leibes aus keinem irdischen Bedingungsgefüge stamme, sondern in durchaus radikalem Sinne kosmischen Kräften unterstehe: *«Schau, was kosmisch sich fügt / Du empfindest Menschengestaltung»* – *«Man muss an die kosmischen Kräfte, die Sternkonstellationen herantreten, wenn man die Gestaltung verstehen will.»* (316, 176) Rudolf Steiner skizzierte in diesem Zusammenhang (und anhand einer dynamischen Wandtafelzeichnung) die Wirkrichtungen der vier Wesensglieder und beschrieb den physischen Gestaltbildungsprozess als ein subtiles und in sich hochdifferenziertes Zusammenwirken aus- und einstrahlender Kräfte bzw. Kraftentitäten, dessen eigentliche Bestimmung resp. Ausformung durch die Mondenkräfte geleistet werde: *«Aber das Wichtigste bei dieser Menschengestaltung ist der Mond.»* (316, 177)[76] Die Sternkonstellationen und die planetarischen Konstellationen sind nach Steiner an den Bildevorgängen der belebten Leibesgestalt wesentlich mitbeteiligt – stets aber werden die Bildeprozesse selbst durch das Mondenwesen entscheidend impulsiert: *«Der [Mond] muss überall mitwirken, die anderen [Himmelskörper] modifizieren seinen Einfluss.»* (316, 177)[77]

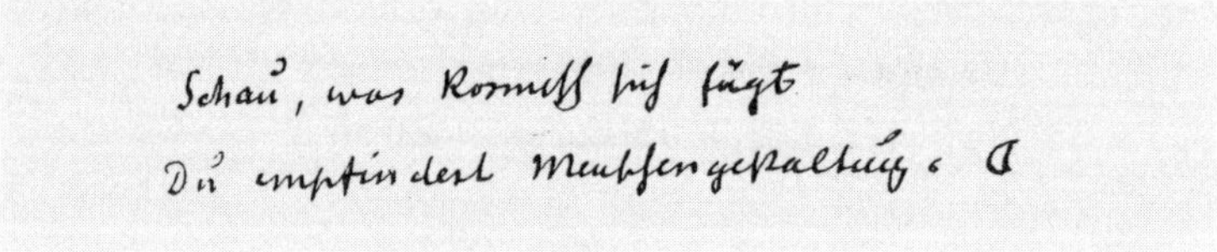

Die so konfigurierten, Gliedmaßen-betonten Gestaltbildungsprozesse[78] ereignen sich nach Rudolf Steiner im Ätherischen, in der flüssigen Vitalsphäre des Organismus – *«Sehen Sie, alles dasjenige, was im menschlichen Ätherleib wirkt, das gestaltet den Menschen.»* (316, 177)[79]. Dagegen, so Steiner weiter, vollziehe sich die astrale Beseelung des Menschen auf den Wegen des Sonnenwesens, d. h. mit Hilfe jener luftförmigen Prozesse, die evolutionär im Sonnenstadium des Erdwerdens erstmals in Erscheinung traten und wirksam wurden («Nehmen Sie sich [...] zur Hand mit dem Blick und mit dem Empfinden des Mediziners den Umriss der «Geheimwissenschaft» [...]. 316, 148). Über diesen Zusammenhang der kosmischen Sonnensphäre mit der Menschen-«Beseelung» auf Erden, die sich physiologisch über die rhythmische *Freiheits*-Mitte des Menschen[80] – und damit über das Herz-Lungenorgan als primäres Inkarnationsinstrument[80a] – realisiert, sagte Rudolf Steiner in weiterer Erläuterung:

> [...] So wie wir gestaltet werden, äußerlich räumlich geformt werden unter dem Einfluss des Mondes im Zusammenhang mit dem Him-

mel, so nehmen wir auf in diese Gestaltung die innerliche Beseelung dadurch, dass die Sonne so zusammenwirkt mit dem Himmel wie für die Gestaltung der Mond, sodass man also sagen kann: Wenn die Sonne die kosmischen Kräfte so beeinflusst, dass sie sich stellt vor den Löwen, dann wirkt sie – jetzt kommen nicht die eigenen Kräfte in Betracht, merken Sie da gut auf – erst im Luftkreis auf das, was durch unseren Atem, durch unsere Blutzirkulation auf uns wirkt, was sich fortwährend verändert. Indem die Sonne weiterzieht, ändert sich die Luft. Dieses Im-Umkreis-Wirken verinnerlicht die Gestalt zur Beseelung, sodass wir wirklich sagen können, Sonnenkonstellationen im Kosmos haben ihre Wirkung im Umkreis der Erde im Luftigen und das liefert unsere Beseelung. (316, 178)

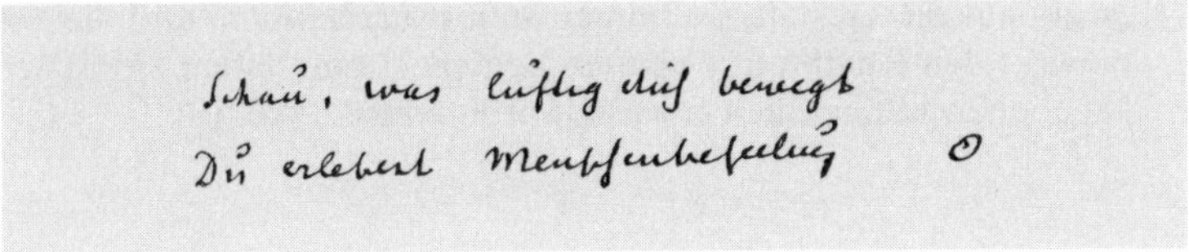

Hatte Rudolf Steiner in diesem Sinne die Lebens-, Gestaltungs- und Beseelungsprozesse des Menschenwesens mit dem Wirken der Monden- und Sonnen-Geistigkeit in Beziehung gesetzt, so betonte er in seinen mantrischen Erläuterungen schließlich noch die Bedeutung der Saturnprozesse für die «Durchgeistung» des Menschen – resp. für die physiologischen Voraussetzungen seiner intellektuellen wie spirituellen Entfaltung. Die Saturnkräfte, so Steiner, wirken in ihrer irdischen Gestalt als Bleiprozesse in Richtung eines Abbaus organischer Vitalität; diese Abbauvorgänge aber ermöglichen auf physiologischer Ebene den Übergang des Seins in das Bewusstsein[81]:

Die Abbaukräfte müssen immer da sein. Unser Organismus wird nicht nur vorwärts gebildet, er wird auch rückgebildet, und in dieser Rückbildung hat die geistige Entwickelung Platz, die geht da hinein. Die geistige Entwickelung geht nicht hervor aus der Vitalität, sondern indem diese zurückgeht in der Entfaltung, bekommt die geistige Entwickelung Platz in dem Leergelassenen, bildlich gesprochen. Das kommt von den Kräften her, die in der Erde entstehen durch die Imprägnierung der Erde mit den Saturnkräften. (316, 180)

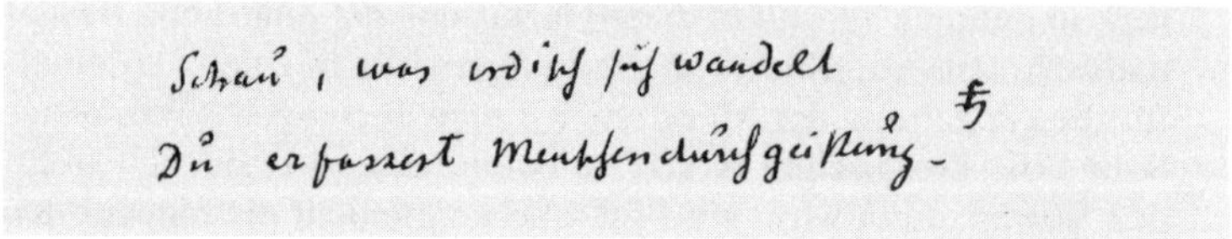
Schau, was irdisch sich wandelt ♄
Du erfassest Menschendurchgeistung. –

Zusammenfassend sagte Rudolf Steiner im Hinblick auf die drei kosmisch-irdischen Aspekte der großen menschenkundlichen Meditation:

> Der uns nächst stehende Himmelskörper, der uns fern stehende Himmelskörper, die regeln, was im Menschen ist: der Mond die Gestalt, der Saturn von der Erde aus das gestaltenlose Geistige, indem er abbaut die Gestalt, sie immer auflöst nach innen, und die Sonne bewirkt den Rhythmus zwischen beiden. Damit haben Sie dasjenige gegeben, was eigentlich gewusst werden muss. (316, 181)

*

Rudolf Steiners Erläuterung des meditativen Spruches mündete schließlich sehr gezielt in einen Hinweis auf das entsprechende Wissen in den alten Mysterienstätten, das im 20. Jahrhundert in neuer Form und mit heilender Anwendung wiedergefunden werden müsse. Wie schon in seinem Abschlussvortrag des Januarkurses (vgl. S. 83) wies Rudolf Steiner erneut auf die urphänomenale Möglichkeiten hin, mit Hilfe therapeutischer Silber- und Bleigaben Aufbau- bzw. Abbauvorgänge des Leibes zu unterstützen – und sagte:

> Was uns zerklüftet als physischer Organismus, damit das Geistige Platz haben kann, das muss auch im Blei auftreten. Es sind Zerklüftungskräfte, die das Blei zustande gebracht haben. Bringen wir Blei in den menschlichen Organismus, entstehen Zerklüftungen. Brauchen wir die Zerklüftung, weil der Mensch zuwenig abbaut, müssen wir ihm Blei geben in irgendeiner Form. Liegt dagegen umgekehrt die Sache so, dass der Mensch es nicht zur Gestaltung bringen kann, dass er gewissermaßen schwammig wird, dann muss die uralte Erfahrung gelten, es wirke die vom Monde in uralten Zeiten einstrahlende Kraft, wo es sich bloß um mineralische Bildungen gehandelt hat, die Silbersubstanz, das heißt, der Kräftekomplex des Mondes ist da wirksam, sodass die Silberkräfte diejenigen Kräfte sind, welche das

> Schwammige in das Gestaltende hineinbringen. Die Silbersubstanz kann die Mondenkraft unterstützen. (316, 181)

Diese Zusammenhänge seien, so Steiner, in den alten Mysterienstätten bereits akribisch studiert und empirisch erprobt worden:

> Man probte ganz genau aus, wie die Konstellation des Saturn ist, wenn bei irgendeinem Menschen eintritt eine unselbständige Verfassung seines ganzen Organismus, sodass die Zerklüftungskräfte zu wenig wirken; dass die Vitalität, die Zusammenhangskräfte zu stark werden, sodass er organisch konstitutionell benommen wird; es braucht nicht gerade das Sensorium zu sein, das benommen wird. Man sah nun, dass das bei ihm eintritt, nachdem eine besondere Saturnkonstellation da war, sodass früher Saturn stark auf den Menschen gewirkt hat. Sah man, dass der Mensch gerade in einen solchen Zustand verfällt bei Untergang des Saturns, wenn er nicht seine vollen Kräfte entfalten konnte, dann wendete man Blei an als Heilmittel. (316, 182)

Am Ostersonntag, einen Tag vor Beginn des zweiten Kurses für die «jungen Mediziner», hatte Rudolf Steiner in seinem Dornacher Abendvortrag von den *«medizinischen Abteilungen der [alten] Mysterien»* gesprochen und in sehr dezidierter Weise darauf hingewiesen, dass es die Aufgabe des Goetheanum – als einer Freien Hochschule für Geisteswissenschaft und modernen Mysterienstätte – sei, die an diesen Orten einst geleistete, kulturbestimmende und heilsame Erkenntnisarbeit unter den bewusstseinsgeschichtlichen Bedingungen der ersten nachchristlichen Michael-Epoche wieder aufzugreifen und fortzuführen – und hatte gesagt:

> Nun ist die Zeit gekommen, in der die Mysterien wiedergefunden werden müssen. Sie müssen wieder gefunden werden. Dessen muss man sich voll bewusst sein, dass heute Anstalten gemacht werden müssen, die Mysterien wieder zu finden.
> Aus diesem Bewusstsein heraus ist die Weihnachtstagung gehalten worden, denn es ist eine dringende Notwendigkeit, dass auf der Erde eine Stätte ist, wo wiederum Mysterien begründet werden können. Die Anthroposophische Gesellschaft muss in ihrem weiteren Fortgange der Weg zu den erneuerten Mysterien werden. (233a, 134 f.)[82]

Ohne darüber viele Worte zu verlieren, kam Rudolf Steiner am Ende seiner Darstellungen des dritten Vortrages auf diese Intention seiner Unterweisungen innerhalb der neugegründeten medizinischen Hochschulsektion noch einmal explizit zurück. Mit der so aufgehellten Gestalt der mantrischen Spruchübung wollte er die Studenten und jungen Ärzte entlassen – *«das ist das, was ich Ihnen sagen wollte und was ich meine, dass Sie mitnehmen können, denn es wird Ihnen für vieles Geleit sein können.»* (316, 183)

*

> Mit [dem dritten Vortrag] sollte der Kurs beschlossen werden. Die gesamte Teilnehmerschaft rief aber Dr. Steiner entgegen: «Wir reisen noch nicht ab. Wir bleiben noch länger da, wir bleiben noch lange da!» Worauf mit gütigem Lächeln Dr. Steiner den Abschied noch hinausschob und weitere Besprechungen in Aussicht stellte. (Lilly Kolisko[83])

Obwohl darüber Einzelheiten nicht bekannt geworden sind, erfolgte das von Lilly Kolisko referierte studentische Votum sehr wahrscheinlich im direkten Anschluss an die beiden Fragenbeantwortungen, die den Schluss des edierten Vortragstextes bilden. Manches spricht dafür, dass bereits diese Fragen sehr spontan, wenn nicht überraschend erklungen waren – Rudolf Steiners vorausgehende, weiter oben zitierte Sätze hatten den Charakter eines eindeutigen Schlussvotums gehabt und zogen in gewisser Weise Bilanz. Dennoch ging Steiner auf die gestellten Fragen bereitwillig und umfänglich ein – und schilderte in sehr besonderer, so nie zuvor gehörter und später nicht mehr wiederkehrender Weise die Schicksalssituation der vor ihm sitzenden Jugend-Generation, auch in ihren spezifischen Möglichkeiten und Gefährdungen. Danach aber beschloss er die Zusammenkunft – von «drei *bis fünf*» Vorträgen, oder gar esoterisch gehaltenen Kursstunden in Richtung der ärztlich-moralischen Aufgabe, war angesichts des bisherigen Kursverlaufes nicht mehr die Rede; auch der, noch sechs Wochen zuvor intendierte und angekündigte Kursinhalt: *«Menschenwesen und Weltorientierung im Hinblick auf Erziehung und Heilung, sowie auf die zunächst besonders wichtigen*

Menschheitsaufgaben auf diesem Gebiete», war in den ersten drei Vorträgen nur sehr bedingt zur Sprache gekommen.
Die nach seinen Abschiedsworten erfolgten, inständigen Bitten der Hörer um eine mögliche Fortsetzung nahm Rudolf Steiner jedoch ernst – und hielt bereits am nächsten Tag seinen vierten Vortrag.

*

«Ich habe mir zunächst gedacht, dass wir das Begonnene dadurch fortsetzen, dass wir einiges von dem, was ich gestern angeschlagen habe, nach einer andern Seite hin ergänzen [...].» (316, 190)
In Anknüpfung an seine Darstellungen vom 23. April über die Schicksalshintergründe der «jungen Mediziner» – als Angehörige christlicher Ketzerströmungen («Man kann mit ruhigem Gewissen sagen, diejenigen Menschen, die hier sitzen, sind lauter wiedergeborene Ketzerseelen [...].» 316, 187) – und in Fortführung seiner Antwort an Helene von Grunelius über die Notwendigkeit und Realität eines «Heilerwillens» beschrieb Rudolf Steiner zu Beginn des vierten Vortrages die geistigen Voraussetzungen der materialistischen Schulmedizin in Mitteleuropa. Er charakterisierte unter Hinweis auf seine Dornacher Karma-Vorträge die weithin ausgebliebene Erkenntnisrezeption des Christentums, damit aber auch seine Nichtbeachtung im wissenschaftlich-kulturellen wie medizinischen Leben («Nun, das Christentum selbst ist als etwas in die Welt getreten, das erst langsam und allmählich verstanden werden kann, und es ist eigentlich für ein äußeres Anschauen, nicht für ein inneres, sehr merkwürdig, wie die tiefen Seiten des Christentums eigentlich gar nicht bisher von den Menschen durchdrungen worden sind. Das Christentum kam als eine objektive Tatsache in die Welt, und die menschlichen Fähigkeiten, die Aufnahmefähigkeiten waren nicht stark genug, um das, was eigentlich im Christentum liegt, nach allen Seiten auszubilden.» 316, 191). Die naturwissenschaftliche Schulmedizin materialistischer Ausformung liege, so Steiner, keineswegs in der Kontinuität einer therapeutischen Denkweise des Christentums, sondern habe ihre geistigen Ursprünge im arabisch-islamischen

Kulturraum, dem die paradigmatisch wirksamen Naturwissenschaftler Mitteleuropas schicksalhaft entstammten. Nach längeren Ausführungen, u. a. über die karmischen Hintergründe von Baco von Verulam und Amos Comenius – die von Rudolf Steiner seit der Weihnachtstagung wiederholt in Dornach thematisiert worden waren –, und unter direkter Hinwendung zu den «jungen Medizinern» sagte Steiner in diesem Zusammenhang:

> […] So sind alle in der Naturwissenschaft Wirkenden, und namentlich in der Medizin Wirkenden, Wiederverkörperungen dessen, was in alten Anschauungen, aber mit Ausschluss des Christentums – nicht in der Fortentwickelung des Christentums, sondern mit Ausschluss des Christentums –, nach Europa in dieser Umklammerung gekommen ist, die der Arabismus mit dem Christentum vorgenommen hat. Und so lebt gerade die Medizin als etwas, was am meisten in dieser Weise hereingekommen ist; während jener Impuls, der im Lukas-Evangelium für die Medizin enthalten ist, noch so da ist, dass man sagen muss, er muss noch aufgenommen werden. Dazu müssen Sie solche Dinge wie diejenigen, die ich gestern besprochen habe vom kosmischen Verstehen des Menschen, vom Verstehen des Menschen aus dem Kosmos herein, mit dem allergrößten Ernst nehmen können, und dann werden Sie sich hineingestellt fühlen in der richtigen Weise in die Aufgabe, die Ihnen heute durch Ihr Karma gestellt ist. (316, 192 f.)

In den alten Mysterien, im christlichen Einschlag der Zeitenwende sowie in den nun zu begründenden «neuen christlichen Mysterien» komme, so Rudolf Steiner, dem «kosmischen Verstehen des Menschen», dem «Verstehen des Menschen aus dem Kosmos herein» bzw. der «ursprünglichen kosmischen Denkweise über den Menschen» eine entscheidende Bedeutung zu. Rudolf Steiners Unterweisungen für die «jungen Mediziner» – und damit für eine fachspezifische Gruppe von Dornacher Hochschulmitgliedern – standen von Anfang an in dieser intentionalen Ausrichtung – nun, nach der wiederaufnehmenden Weiterführung der Vorträge, vier Tage nach dem Ostersonntag, machte er dies noch einmal eindringlich und im Zeichen geistesgeschichtlichen Prämissen geltend, unter Fortführung, Steigerung und zugleich sukzessiven Enthüllung der bisher angeschlagenen Motive und Themen.

In seinem vorausgegangenen, dritten Vortrag war von Rudolf Steiner als «zentrale Meditation» ein Mantram formuliert worden, das unter physiologisch-morphologischer (und damit zugleich *räumlich*-funktioneller) Akzentuierung den Bezug des inkarnierten Menschenwesens zur Geistigkeit des Mondes, der Sonne und des Saturns beschrieben hatte. Nach den einleitenden Ausführungen des vierten Vortrages, arbeitete Steiner – wie auch andeutend bereits in den Januarvorträgen – in der Folge den Bezug zur *Zeit* und damit zur Werdegeschichte der Erde und des Kosmos heraus. Von der Notwendigkeit, «mit dem Blick und dem Empfinden des Mediziners» die Evolutionsdarstellung seiner Schrift *Die Geheimwissenschaft im Umriss* durchzuarbeiten, hatte Steiner am kurseröffnenden Ostermontag gesprochen; nun entwickelte er im Einzelnen, dass das «Verstehen des Menschen aus dem Kosmos» als «kosmisches Verstehen des Menschen» zugleich die Wahrnehmung des «ganzen Kosmos» im Menschen beinhalte – und dies insbesondere in zeitlicher Orientierung. Der Mensch, so Rudolf Steiner, machte die Entwicklungsstadien des Erdplaneten, seine Saturn-, Sonnen- und Mondenstufe umfänglich mit («Nun werden Sie sich auf der einen Seite erinnern können an die Entwickelungsbetrachtung, die Sie finden können in dem Umriss meiner ‹Geheimwissenschaft›, wo durchgeleitet wird die Entwickelungsströmung durch die Saturn-, Sonnen-, Mondenentwickelung, dann folgt die Erdenentwickelung.» 316, 193); er trage diese evolutionären, der Zeitdimension angehörenden Qualitäten noch immer in seiner Gesamtorganisation, wenn auch in harmonisierter Weise:

> […] In dem [Menschen] sind alle Entwickelungsstufen synthetisch vereinigt, sie sind verbunden, sodass die einzelnen [Stufen] verschwinden in der Verbindung, in der Harmonie. (316, 195)

Rudolf Steiner zufolge vermögen Krankheiten und pathologische Zustände die Entwicklungsstufen des Erd- und Menschenwerdens in vereinseitigter Weise erneut zum Vorschein zu bringen («die Krankheit ruft die eine oder andere Erscheinung in ihrer besonderen Gestaltung hervor» 316, 195) – ein Vorgang, den

Steiner am ausführlichsten im Hinblick auf die Saturnprozesse der Fiebererscheinungen mit den Worten beschrieb:

> Überall muss man, wenn man die Saturnentwickelung studiert, auf das Wärmeelement rekurrieren, man muss zum Wärmeelement hinführen. Der Saturn wirkt im Menschen, und das, was von der Saturnentwickelung [in der «Geheimwissenschaft»] beschrieben worden ist, wirkt im Menschen, aber es tritt im Erdenmenschen nicht hervor, wenn er in sich harmonisiert diese Dinge alle miteinander enthält. Es wirkt aber, wenn der Mensch krank ist. Da trennen sich die Dinge, die sich sonst harmonisch zusammenfügen, da wirkt das Saturnelement für sich und es wirkt im Fieber. Wir werden erst dann eine Fieberwissenschaft haben, wenn wir diese Fieberwissenschaft eben kosmisch machen, wenn wir eingehen können darauf, wie der alte Saturn im Menschen wirkt, sodass tatsächlich verstanden werden muss, wie in der Erscheinung des Fiebers das Kosmische auf dem Wege der Saturnkräfte hereinwirkt, die wir geistig innerhalb der Erde eingesogen gefunden haben. Wenn wir überall, am stärksten in den Bleikräften und sonst überall verteilt, die Saturnkräfte auf der Erdoberfläche finden, werden wir ein inneres Verständnis für das Fieber gewinnen, und wir müssen darin dasjenige sehen, durch das die göttlich-geistige Weltordnung die Welt ordnet nach dem Maß. Im Maß des Fiebers drückt sich jenes Maß aus, das lebt in der Weltenordnung, indem Wärme in die Weltenordnung überhaupt einströmt, jenes Maß, das aufgeht in den andern, sich harmonisiert. Aber wir müssen das Maß vor allen Dingen sehen in den Fiebererscheinungen. Daher müssen wir stark auf uns wirken lassen:
>
> *Fühle in des Fiebers Maß*
> *Des Saturn Geistesgabe.* (316, 195 f.)

Die «Zentrale Meditation» des dritten Vortrages hatte in ihrem letzten Teil die Saturn-ermöglichte «Menschendurchgeistung» thematisiert – auf der Ebene der physiologischen Abbauprozesse und ihres räumlichen Zentrums in der Hauptesorganisation. Die folgende Meditation des vierten Vortrages begann dagegen in der Saturnsphäre als dem evolutionären Ursprung des zeitlichen Erd- und Menschenwerdens – mithin auch der «Menschendurchgeistung». Erläuternd sagte Rudolf Steiner zur ersten Strophe des nun entwickelten Mantrams:

Es ist eigentlich der Geist des Menschen, der erscheint im Fieber, der sonst nur untergetaucht ist in die andern Elemente. Im Fieber macht sich der Geist des Menschen, der sich vereinseitigt, geltend. Der älteste Bestandteil der Menschennatur erscheint im Fieber an der Oberfläche des Daseins. (316, 196)

Hatte die Meditation des dritten Vortrages den physiologischen Gegebenheiten der Menschenorganisation gegolten, so bereitete Rudolf Steiner mit dem nun entwickelten Mantram – in Fortführung des esoterischen Abschlusses des Januarkurses – den deutlichen Übergang in den Bereich der Pathologie, der Diagnostik und Therapie vor, damit aber in die beabsichtigte dritte, der ärztlichen Moral angehörende Stufe seiner Unterweisungen. Die Besinnung auf den kosmisch-geistigen Urgrund der Fiebererscheinungen, ja des Menschen als eines Wärmewesens, sollte mit Hilfe der meditativen Versenkung erzielt und zu einer neuen diagnostisch-therapeutischen Haltung werden – ein Entwicklungsprozess des Arztes, der ihn in Verbindung mit der schöpferischen Geistigkeit des Kosmos bringt und ihn – partizipierend – geradezu aus ihren Kräften arbeiten lässt. In außerordentlicher Verdichtung der damit angesprochenen Zusammenhänge, die bis zur ersten Hierarchie der Seraphim, Cherubim und Throne reichen, sagte Rudolf Steiner hierzu:

[...] Es ist ein gewaltiger Unterschied, ob Sie sich wirklich darauf besinnen, wenn Sie sich der Ablesung des Fieberthermometers hingeben – es muss nur in innerer Praxis angeeignet werden –, welches Bild die Evolution darstellt zur Saturnzeit: Da erscheint Ihnen die ganze Welt, weil alles unter der Wärmeströmung steht, wie eine Geistesgabe, in der durch die Wärme die Liebe in alles Einzelne hineinströmt. Und erkennen Sie in dieser Stimmung der religiösen Hingabe, wie da durch das Saturnhafte mit Hilfe der Wärme in die Welt strömt die Liebe, erkennen Sie in dieser dankbaren Hingabe an die wärmende, liebende Weltenschaffung, erkennen Sie in dem Augenblick, in dem Sie das Fieber prüfen, aus dieser Stimmung heraus das, was vorliegt, dann geht Ihnen eine Intuition auf über dasjenige, was Sie eben tun sollen. (316, 197)

*

Als die «Nachwirkung» der alten, evolutionären Sonnenstufe des Erdwesens bezeichnete Rudolf Steiner im Fortgang seiner Ausführungen dagegen die Blutpulsation im Rhythmischen System des Menschen – «die Zahl der Pulsschläge, sie drücken aus die alte Sonnenentwickelung in uns»:

Fühle in des Pulses Zahl
Der Sonne Seelenkraft (316, 196)

Das medizinische Pulsfühlen, so Rudolf Steiner, sollte angesichts dieser kosmischen Schöpfungszusammenhänge in einer entsprechenden Gesinnung erfolgen; einer Gesinnung, die aus dem Zentrum des Menschen entspringt und unmittelbar mit der Entfaltung des Heilwillens verbunden ist. Helene von Grunelius hatte zwei Tage zuvor die Abtrennung der pathologischen und therapeutischen Denkweisen von der Entwicklung eines substantiellen Heilwillens beklagt, die von ihr im naturwissenschaftlichen Hochschulstudium erfahren worden war. Rudolf Steiner hatte ihr daraufhin in einer prinzipiellen Ausführung dargelegt, dass der Heilwille von der menschengemäßen Art des Diagnostizierens und Behandelns überhaupt nicht zu trennen sei. Bei der Betrachtung des Fiebermessens wies Steiner nun darauf hin, wie der Prozess einer inneren, fühlenden Gewahrwerdung den Weg zur therapeutischen Intuition eröffnet *(«erkennen Sie in dem Augenblick, in dem Sie das Fieber prüfen, aus dieser Stimmung heraus das, was vorliegt, dann geht Ihnen eine Intuition auf über dasjenige, was Sie eben tun sollen.»)* – über das diagnostische Pulsfühlen sagte er dann im Hinblick auf den Heilwillen des Arztes noch einmal näher erläuternd:

> [...] Man sollte bei dem Puls tatsächlich sich versenken können in dasjenige, was als Weltenrhythmus von dem Sonnenhaften ausgeht. Man sollte empfinden können bei dem Pulsfühlen das Darinnenstehen des Menschen in dem Licht und Luft verbreitenden, die Welt durchstrahlenden Hellen. Dann ist es wiederum so, dass der ganze Mensch in Anspruch genommen wird in seinem Heilwillen. Der Heilwille kann nicht durch ein inneres Gebot erreicht werden, sondern

kann nur erreicht werden durch ein hingebungsvolles Verhalten der Seele in der Welt. (316, 197)

Schließlich wies Rudolf Steiner zum Abschluss seiner mantrischen Erläuterung und wiederum in Anknüpfung an das vorausgehende Mantram darauf hin, dass der Mond in dem Sinne als *«Gestalter»* des Menschen anzusehen sei wie der Saturn als *«Durchwärmer»* und die Sonne als *«Durchrhythmisierer»*. Die Mondenkräfte gebrauchen im Vollzug ihrer gestaltenden Tätigkeit die irdischen Substanzen in ihrer Eigendynamik und Wirksamkeit – «[die Mondentwickelung] greift gerade ein, wenn das, was im Menschen an Stoffen ist, sich selber folgen will. Dann ergreifen die Mondenkräfte diese Stoffkräfte und bewirken gerade als Mondenkräfte im Menschen die Gestalt.» (316, 198). Dieser evolutionär notwendige, die Gestaltungsvorgänge ermöglichende und im heutigen, physiologischen Zustand kompensierte Prozess der irdischen Substanzdynamik kann sich nach Rudolf Steiner in pathologischen Organismussituationen verselbständigen – in Situationen, die von Substanz-Ablagerungsvorgängen und damit von einer irdischen Schwerkraft-Dynamik gekennzeichnet sind und deren diagnostisch-therapeutischer Zugang erneut im Zeichen der kosmischen Spiritualität erfolgen sollte:

Also, ob Sie nun untersuchen, was immer im Stoffwechsel wirkt, ob irgend etwas Stoffliches auftritt unter dem Einfluss seines eigenen Gewichtes, oder ob das Gewicht sich einreiht in das Gewicht des Kosmos, Sie untersuchen die Ordnung der göttlich-geistigen Welt nach dem Gewicht, und so haben Sie das Dritte:

Fühle in des Stoff's Gewicht
Des Mondes Formenmacht.

Das ist, was uns wieder durchdringen soll als eine Stimmung. Wir sollen fühlen können, wenn wir reden über Rheumatismus, Gicht, Obstipation, über Zuckerkrankheit, über Migräne, über alle die Zustände, die irgendwie zusammenhängen mit solchen Ablagerungen, welche die eigenen Gewichte der Stoffe erscheinen lassen, wir sollen fühlen, wie in unsere Empfindungen etwas eintritt, was man aussprechen kann mit den Worten: Die Erdenschwere hat den Menschen ergriffen. Es liegt viel in solchen Worten. Durchdringen Sie ihre Untersuchungen mit solchen Empfindungen. (316, 198 f.)

In dieser Weise charakterisierte Rudolf Steiner die notwendige ärztliche Moral in ihrer immanenten Beziehung zum Kosmos, der in christlichem Sinne in seinen trinitarischen Gliederungen erkannt («Es ist nur *ein* Gott, den Mohammed verkündigen sollte. Darauf wird man gewiesen, auf das Verschwindenlassen aller Differenzierungen in der Welt. Dadurch sind die Dinge, die eigentlich gewusst werden sollten, verdunkelt worden und unsere Medizin ist eigentlich geworden eine arabisch-mohammedanische. Es war die europäische Menschheit zu schwach geworden, das Richtige zu finden.» 316, 199) und zur Grundlage einer geisteswissenschaftlich erweiterten Medizin werden sollte (*«Eine Durchchristung wird stattfinden, wenn die Dinge so gefasst werden, dass man wieder zum Kosmischen kommt.»* 316, 203). Das «Erfühlen» der in «Maß, Zahl und Gewicht» sich offenbarenden trinitarischen Kräfte, denen die «Geistesgabe», die «Seelenkraft» und die «Formenmacht» des inkarnierten Menschenwesens in Gesundheit und Krankheit unterliegt, sollte den Weg öffnen für einen ursprünglichen «Heilerwillen», der in und aus sich selbst zur intuitiven Therapie, zum erkannten «Heilbedarf» des Menschen findet:

Fühle in des Fiebers Maß
Des Saturn Geistesgabe

Fühle in des Pulses Zahl
Der Sonne Seelenkraft

Fühle in des Stoff's Gewicht
Des Mondes Formenmacht:

Dann schauest du in deinem Heilerwillen
Auch des Erdenmenschen Heilbedarf. (316, 200)

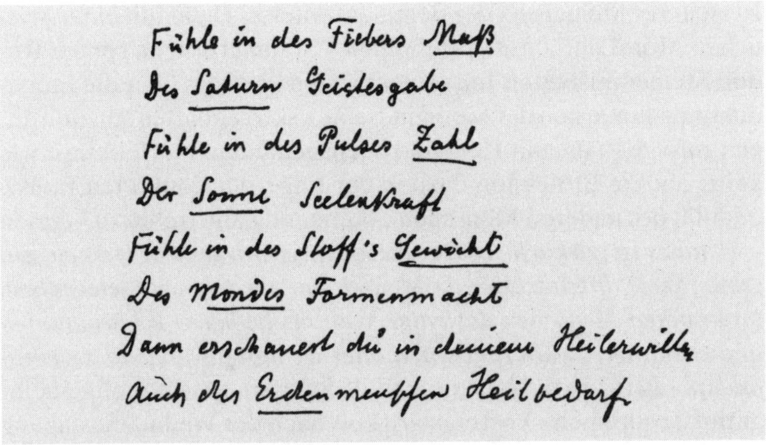

Fühle in des Fiebers Maß
Des Saturn Geistesgabe
Fühle in des Pulses Zahl
Der Sonne Seelenkraft
Fühle in des Stoff's Gewicht
Des Mondes Formenmacht
Dann erschauerst du in deinem Heilerwillen
Auch des Erdenmenschen Heilbedarf.

Ita Wegman Archiv

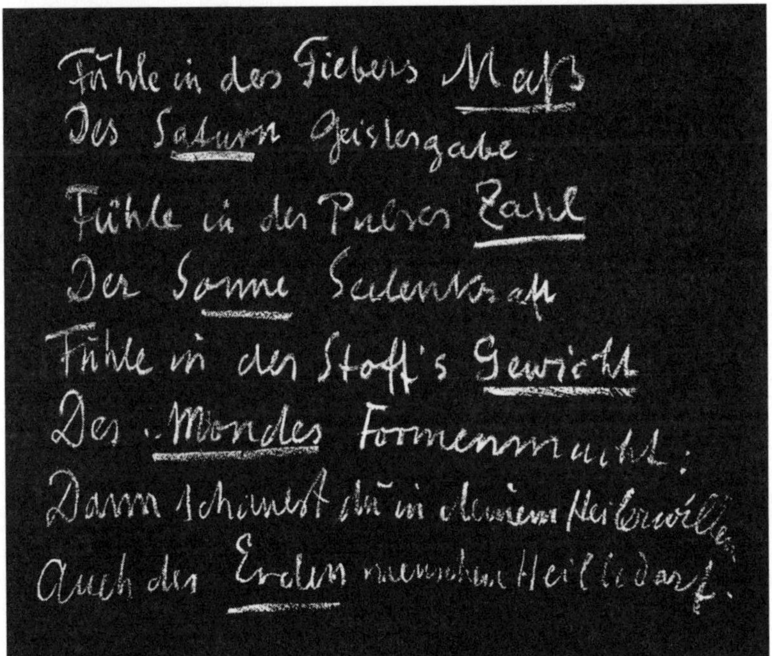

Wandtafelzeichnung, 24. 4. 1924. Band XXIII, Tafel 14 (Ausschnitt, bearbeitet)

In weiterer Steigerung der damit entfalteten Thematik einer ärztlichen Moral und ihrer spezifischen Voraussetzungen sprach Rudolf Steiner im letzten Teil seines vierten Vortrags über die Individualitätsdimension der Medizin. Seinen skizzenhaften Ausführungen zufolge ist die mit Herz und Seele gehandhabte Heilkunst wie keine andere Profession dazu in der Lage, der konkreten Individualität des anderen Menschen erkennend nahe treten zu können – *«Und es ist wirklich so: Der diese Dinge mit seinem Herzen, mit seiner Seele durchdringende Mensch hat am meisten Gelegenheit, im kranken Menschen dasjenige, was aus früheren Inkarnationen herüberkommt, wahrzunehmen oder wenigstens ahnend zu empfinden.»* (316, 200). Nahezu Rudolf Steiners gesamte allgemein-anthroposophische Vortragstätigkeit nach der Weihnachtstagung war der Thematik der Karmaforschung und -erkenntnis gewidmet; nun begann Rudolf Steiner nach entsprechenden Vorbereitungen damit, diese Dimension des Menschseins und die aus ihr resultierenden Aufgaben und Verantwortlichkeiten auch auf einem spezifischen Wissenschafts- und Zivilisationsgebiet zu entfalten.
Bereits in seinem einleitenden Vortrag des Osterkurses hatte Rudolf Steiner den Inkarnationsprozess des Menschen in den ersten Jahrsiebten geschildert, unter besonderer Betonung der konkreten Leibbildungs- und Umbildungsprozesse, die sich in der Auseinandersetzung zwischen den Individualitätskräften des Kindes, dem «Modell» des elterlichen Erbleibes und den Kräfteeinwirkungen der irdischen Umwelt vollziehen. Nun schilderte Rudolf Steiner gegen Ende seines vierten Vortrages – und erneut unter partiellem Wiederaufgreifen zentraler Motive des achten Vortrages aus dem Januarkurs – eine Erkrankungsweise des Menschen, die von einer überstarken organischen Wirksamkeit seiner Individualitätskraft gekennzeichnet ist. Erstmalig in seinem gesamten Vortragswerk hob Steiner dabei hervor, dass die einzelnen Funktionssysteme des dreigliedrigen Organismus nicht nur in einem spezifischen Reinkarnations- und damit Zeitbezug stehen – worauf Rudolf Steiner bereits seit 1917 wiederholt hingewiesen hatte[84] –, sondern dass sich unter gewissen Umständen pathogenetische Durchbrechungen der damit ver-

bundenen Ordnungen ereignen können. Konkret schilderte Steiner ein Übergreifen vergangenheitsorientierter Individualitätskräfte, die aus dem Bereich ihrer physiologischen Entfaltung im Nerven-Sinnessystem in das gegenwarts- und zukunftsbezogene, d. h. sich lediglich aus aktuellen Erd-Erfahrungen gebildete und weiter sich umbildende Stoffwechsel-Gliedmaßensystem dislozieren und dort pathogen wirksam werden (*«Es darf nicht die Lunge als organisches Glied oder die Leber als organisches Glied unmittelbar ergriffen werden von dem, was aus früheren Inkarnationen an Kräften herüberkommt; die vertragen das nicht. Und es entsteht eigentlich im Menschen ein Furchtbares, wenn man sich sagen muss, an seine Leber kommt heran ganz ungesiebt die Kraft aus früheren Erdenleben. Das, was menschliche Individualität ist, das wandelt ja in der Zeit zwischen Tod und neuer Geburt die Kräfte, die in Lunge und Leber, im Gliedmaßen-Stoffwechselsystem, zum Teil auch im rhythmischen System liegen, um in Kopfesorganisation. Die Gliedmaßen-Stoffwechselorganisation wird erst wieder angegliedert von außen her. Da darf erst wieder die menschliche Individualität, die ewig ist, hinein, wenn der Mensch durch die Todespforte gegangen ist, wenn das Physisch-Stoffliche davon abfällt und nur die Kräfte von Lunge und Leber durch die Todespforte gegangen sind, sodass Schädigung im Menschen entsteht während des Erdenlebens, wenn die Individualität hineinkommt in gewisse Organe, an die sie nicht herankommen sollte.»* 316, 201). Als Voraussetzung eines solchen Übergriffs skizzierte Rudolf Steiner in knappen Andeutungen zivilisatorische Bedingungen, die ein Ausleben individueller Wirkensimpulse in der moralisch-schicksalhaften Dimension der Erdenbiographie sukzessive verhindern, d. h. den Menschen in seinem individuellen Wesenskern in seine eigene Körperlichkeit «zurückstoßen»:

> Die Individualität, statt dass sie in das Moralische überginge, stößt unsere Zeit zurück; sie wird organisch, ergreift die Organe, ergreift vor allen Dingen die Lunge, die das ins Innere Gerichtete ist des Stoffwechsel-Gliedmaßensystems, das seinerseits nach außen gerichtet ist. Es ergreift die Körperlichkeit unmittelbar die aus früheren Inkarnationen hereinspielende Individualität. (316, 202)

Rudolf Steiner beschrieb diesen Vorgang am Beispiel der Lungenschwindsucht – und im Sinne des dritten, ärztlich-moralischen Teiles seiner Unterweisungen. Der von ihm charakterisierte, krankheitsbedingende Prozess sollte von ärztlicher Seite mit «Hingabe» studiert, ja in seinem zivilisatorisch bedingten Leidensaspekt geradezu mit erlitten werden; erst diese tiefe Verbindung mit dem Schicksal des Kranken ermöglicht nach Steiner die entsprechende Beziehungsaufnahme zu ihm, damit aber auch die Ausbildung eines adäquaten Heilwillens und die Auffindung einer individuell angemessenen Behandlungsweise:

> Wenn ich einen Lungenschwindsüchtigen ansehe, komme ich in ein ganz konkretes Mitleiden dadurch, dass unsere Zeit so materialistisch ist, den Menschen in der äußeren Welt ablenkt davon, wie sich sein Karma schicksalsmäßig ausleben sollte, ihn moralisch zurückstößt mit unserem ganzen ungeistigen Leben in seine eigene Körperlichkeit. [...]
> Solche Dinge sind nicht dadurch so wichtig, dass man über sie theoretisiert, sondern dass man sich in der ganzen Stimmung in sie hineinversetzen kann, und dann entsteht eben das, was Heilwille ist und was sich in der richtigen Weise dann verbindet mit dem Heilbedürfnis des Menschen. Es ist eigentlich nach unserer heutigen materialistischen Kultur der heilende Mensch außerordentlich scharf getrennt von dem Menschen, der das Heilen sucht. Er kommt nicht heran, weil man mehr braucht zum Herankommen, weil man ein Gefühl haben muss für dasjenige, was als Ewiges im Menschen lebt. Und aus diesem Gefühl heraus entwickelt sich das rechte Verhältnis zwischen dem Heiler und dem zu Heilenden, und dann geht einem der Sinn dafür auf, wie man wirklich individualisieren muss; denn jeder Mensch hat sein eigenes Karma. Man muss individualisieren im Heilverfahren. (316, 202)

*

Über «Menschenwesen und Weltorientierung im Hinblick auf Erziehung und Heilung, sowie auf die zunächst besonders wichtigen Menschheitsaufgaben auf diesem Gebiete» hatte Rudolf Steiner im Verlauf der Osterzusammenkunft zu den jungen Medizinern sprechen wollen – nun kam er, trotz der vorhandenen Schwierigkeiten zu Kursbeginn bzw. der nicht möglichen Besprechung esoterischer Fragen, immer deutlicher zu jenen Themen und Problemen, die er der neuen Ärztegeneration ans Herz legen wollte und deren Bewältigung für eine neue christliche Mysterienmedizin ganz offensichtlich vordringlich war. Es lag und liegt nach Rudolf Steiner in der Konsequenz der ausgebliebenen Durchchristung der Heilkunde, dass die Inidividualitätsdimension des Menschen in der medizinischen Wissenschaft und Praxis methodisch ignoriert wird; diese Dimension ist der arabisch-islamischen Menschen- und Heilkunde fremd, ja wurde von ihr geistesgeschichtlich forciert bekämpft – mit weitreichenden Folgen bis in die gegenwärtigen Formen des «Gesundheitssystems» hinein. Rudolf Steiner betrachtete diese Situation als Ausdruck eines realen geistigen Kampfes um den Menschen in seiner individuellen Schicksalssituation auf Erden – zu seinen Hörern sagte er in diesem Zusammenhang:

> Überall in der Welt sprudelt ja das Gegenteil von dem hervor, was der Sache nach geschehen sollte, und gerade in Bezug auf das medizinische Wesen ist ein Furchtbares im Grunde genommen in der letzten Zeit hervorgetreten. Das ist – verzeihen Sie, dass ich zu etwas Alltäglichem heruntersteige, aber es zeigt sich, wie das Gegenteil wirkt –, das ist das medizinische Krankenkassenwesen. Da ist der Arzt vor allem ausgeschaltet. In Deutschland hat man einen Ausdruck dafür [«Heilgewerbe»], der bezeugt die Ausschaltung des Menschlichen im Arzt, der bezeugt, dass man meint, hier wirken die abstrakten Dinge und nicht der Mensch. In Wirklichkeit heilt der Arzt und nicht die Arztwissenschaft. Aber man meint, die Arztwissenschaft ist etwas, was herumfliegt ohne den Menschen. Der Mensch kommt nicht in Betracht; es wird dem Karma geradezu ins Gesicht geschlagen. Denn das Karma wirkt so, dass es nicht blindlings Mensch zu Mensch hinstellt, sondern dass tatsächlich, wo die Möglichkeit vorliegt, in der freien Ärztewahl ein karmisches Element zum Vorschein kommt. Aber in dem rein Ahrimanischen der Einrichtung der Krankenkassenärzte wird das Karma vollständig beseitigt, und der Mensch wird ausgesetzt den rein das Karma bekämpfenden ahrimanischen Mächten. Wenn wir noch einmal zusammenkommen, werde ich Ihnen erzählen, wie die ahrimanischen Mächte darauf aus sind, das Karma des Menschen totzuschlagen, damit sie ihr Ziel erreichen. Aber das ist, was direkt im Krankenkassenwesen und der Einrichtung der nicht freien Ärz-

tewahl liegt, und damit zeigt sich nur dasjenige an, was, nicht wahr, in der Sprache zum Ausdruck gekommen ist, indem man den Ausdruck «Heilgewerbe» gewählt hat. Ich glaube, er steht sogar im Gesetz über die Krankenkassen. Da geht so hervor die ganze Stimmung, die über dem Krankenkassenwesen, über dem Auffassen des Ärztewesens als «Heilgewerbe» liegt. Es liegt so in der Zeit, dass darinnen symptomatisch diejenige Kulturkrankheit herauskommt, die in zahlreichen andern Dingen heute erscheint und die bezeugt, wie gerade der Arzt unbedingt mithelfen muss an der Heilung dieser Kulturkrankheiten. Aber wenn er selbst in die Lage kommt, wo er am schärfsten ausgesetzt ist dieser Kulturkrankheit, dann wird der Arzt vollständig gelähmt. Und denken Sie, dass das furchtbare Faktum vorliegt in der Einrichtung der Krankenkassen. Sie haben ja auch ihr Gutes, wie das, was in der Welt auftritt und die Menschen versucht und irreführen will, gleißend auftritt, nicht so, dass es einem unbedingt missfällt. Der Teufel nimmt immer Engelsgestalt an, wenn er erscheint. Derjenige, der den Teufel in Teufelsgestalt sieht in der Vision, kann überzeugt sein, dass es nicht der Teufel ist, denn der erscheint in Engelsgestalt. Wenn der Arzt ausgesetzt ist dem schärfsten Impuls einer Kulturerkrankung, dann muss im Grunde unsere Kultur in eine kranke übergehen. Daher ist es notwendig, dass Sie beachten Ihr Karma, wie es Sie hinstellt, um nicht nur mitzuarbeiten im Arzneiwesen, sondern im kranken Wesen des sozialen Organismus. (316, 204 f.)

Mit diesen Worten brachte Rudolf Steiner die in der letzten Stunde an ihn gestellte Frage nach den Schicksalshintergründen und der Schicksalsaufgabe der Hörergruppe in Beziehung zur konkreten Situation in der Medizin – eine Situation, die Steiner nur mit wenigen Strichen und anhand eines zentralen Phänomens umriss, deren weitere Ausgestaltung das 20. Jahrhundert jedoch mit Nachdruck zum Vorschein bringen sollte («Aber wenn er selbst in die Lage kommt, wo er am schärfsten ausgesetzt ist dieser Kulturkrankheit, dann wird der Arzt vollständig gelähmt.»). Die *«besonders wichtigen Menschheitsaufgaben auf diesem Gebiete»* lagen ganz offensichtlich im entschiedenen Einsatz für das Recht der menschlichen Individualität – nicht im Sinne eines lediglich psychologisch-ethischen Postulats, sondern als Teil der Inkarnationsrealität des Menschen. Steiner vertrat mit Nachdruck, dass diese Realität erst in dem Maße durchdrungen und wissenschaftlich akzeptiert werden kann, in dem es gelingt, die kosmische Herkunft der menschlichen Geistseele, ja die nur im irdisch-kosmischen Maßstab zu verstehende Leib-Seele-Geist-Dimension des Menschen unter neuzeitlichen Bewusstseinsbedingungen wieder zu erkennen, damit aber das zivilisationserneuernde Christentum auch in seinen makrokosmischen Aspekten zu begreifen: *«Eine Durchchristung [der Medizin] wird stattfinden, wenn die Dinge so gefasst werden, dass man wieder zum Kosmischen kommt.»* (316, 203)

*

Für die Bewältigung ihrer entsprechenden Aufgaben legte Rudolf Steiner seinen Hörern das Bild des Merkurstabes nahe – in seiner michaelischen wie raphaelischen Dimension. Er beschrieb dabei die – in seinen späteren «Leitsätzen» weiter ausgeführte – Notwendigkeit eines michaelischen Herzensdenken, eines «Mitdenkens des Herzens» auch in der medizinischen Wissenschaft und Handlungsrealität (*«Wir dürfen nicht in unseren Begriffen verworren werden, aber wir müssen auch nicht das Herz ausschließen aus unserem abstrakten Denken. Wir müssen dadurch Mensch sein, dass wir ein ganzer Mensch sind, dass das Herz immer mitdenkt. Wir müssen darnach streben, nicht bloß in die Welt hineinzudenken, abstrakt hineinzudenken, und das tut heute im Grunde genommen alles Denken. Wir müssen uns klar sein, dass wir untertauchen müssen mit unserem Denken, das Herz müssen wir in alles hineintragen.»* 316, 203) – und wies in kurzer Andeutung auch auf den merkuriell-raphaelischen Aspekt dieses Geschehens hin:

> Wir müssen auch dasjenige, was sich um die Gedanken herzlich herumwindet, kennen, wir müssen den Merkurstab wieder handhaben lernen, und wir werden das nicht anders, als wenn wir vom Mond herübergehen zum Merkur. Das ist dasjenige, was ich für das allgemeine Kulturleben dazumal gemeint habe in den Vorträgen, die auch von Raphael handelten, denn Raphael ist gerade der christliche Merkur. Wenn Sie sich mit einem solchen Bewusstsein durchdringen, werden Sie die richtigen Gefühle bekommen für dasjenige, wofür Sie sich als junge Leute heute in die Medizin hineinversetzen. (316, 203 f.)

Am Ende seiner Darstellung vom 23. April 1924 kündigte Rudolf Steiner die nochmalige Fortsetzung der Vorträge am nächsten Vormittag an («Wir werden morgen noch einmal zusammenkommen.») und forderte seine Hörer auf, bis dahin Fragen im Hinblick auf die soeben dargestellten Inhalte zu entwickeln («Nun, *dahin gehend* formulieren Sie sich bitte Ihre Fragen.» 316, 205). Er erklärte auch seine Bereitschaft, zu den in verschiedenen Zuhörern lebenden Fragen nach der Beziehung zur Jugendbewegung Stellung zu nehmen, legte aber ganz offensichtlich großen Wert auf die thematische Zentrierung des vierten Vortrags, die von Anfang an zur Kursintention gehört hatte (*«Wir werden manches von dem, was gerade von mir heute gesagt worden ist, ergänzen können. Aber das, was ich heute vorgebracht habe, wollte ich schon vorbringen, weil ich dachte, dass es notwendig sein könnte für Sie, zu wissen und verarbeitet zu werden.»* 316, 205). Ohne jeden Zweifel war Rudolf Steiner mit dem vierten Vortrag in die Richtung des dritten, ärztlich-moralischen Teils seiner esoterischen Unterweisung fortgeschritten, gerade auch angesichts der dramatischen Gefährdung der Medizin, die nur ein Jahrzehnt später in den verhängnisvollen Dienst des mitteleuropäischen Faschismus treten sollte. Er wollte oder erhoffte die diesbezügliche Aufmerksamkeit und Wachheit seiner Zuhörer und hatte darum zu Beginn der vierten Kursstunde auch um eine entsprechende Neuformulierung der bereits vorliegenden Fragen gebeten («Ich habe mir zunächst gedacht, dass wir das Begonnene dadurch fortsetzen, dass wir einiges von dem, was ich gestern angeschlagen habe, nach einer andern Seite hin ergänzen, *vielleicht werden sich gerade dadurch die Fragen, die Sie gestellt haben, und von denen mir Frau Dr. Wegman gesprochen hat, in der entsprechenden Weise formulieren können.»* 316, 190; Hervorhebung v. V.).

*

Überraschenderweise begann Rudolf Steiner seinen abschließenden Vortrag des Osterkurses am Freitag, den 25. April 1924 erneut mit einer prinzipiellen Betrachtung der vier menschlichen

Wesensglieder («Ich möchte Ihnen noch einiges im Anschluss an die gepflogenen Betrachtungen mitteilen») – und sagte dazu einleitend:

> Es ist […] notwendig, dass man allgemeine Wahrheiten nicht an die Spitze der Betrachtungen stellt, sondern dass man erst, wenn man einiges erlebt hat, in das Allgemeine übergeht, weil das Allgemeine dadurch erst seine wirkliche, reale Färbung bekommt.
> Und so wollen wir jetzt vor uns hinstellen, dass von den vier Gliedern der menschlichen Natur, physischer Leib, Ätherleib, Astralleib und Ich, jedes dieser Glieder seine besondere Struktur hat. (316, 206)

Steiners nachfolgende Darstellungen über die räumlich-zeitliche resp. rein geistige Struktur von Physischem Leib/Ätherleib und Astralleib / Ich waren jedoch eine eindeutige Weiterführung der Abschlussbetrachtungen des Januarkurses und des am 9. Januar formulierten Mantrams über die polare Genese der somatischen und psychiatrischen Krankheitsbilder – bzw. des mantrisch ermöglichten Übungsweges zur genaueren Aufhellung der jeweiligen Inkarnationssituation des Menschen («Schau in deiner Seele / Leuchtekraft …»). – Hinführend zu den polaren Strukturverhältnissen und aus imaginativem Bewusstsein schildernd, hieß es dazu von Rudolf Steiner nun:

> Sehen Sie, wenn wir den schlafenden Menschen betrachten, haben wir eine ausgesprochen physisch-ätherische Struktur bei diesem schlafenden Menschen, der von sich fortgeschickt hat sein Ich und seinen astralischen Leib, und wir haben wieder getrennt vom physischen Leib und Ätherleib die seelisch-geistige Struktur. Die sind sehr voneinander unterschieden. Die physisch-ätherische Struktur ist so, dass sie sich differenziert in die einzelnen Organe, als Organismus, der gewissermaßen die einzelnen Organe wie von dem Zentrum des Lebens herausgetrieben hat. Die astrale und Ich-Struktur sind [dagegen] vielmehr so, dass sie von außen nach innen getrieben werden, also mehr durch Einstülpung zustande kommen, sodass das Wesentliche dabei ist das Aussparen des Raumes und auch das Aussparen der Zeit durch Einstülpung. Das Wesentliche ist, dass die beiden grundverschieden voneinander sind, die physisch-ätherische und die geistig-seelische Struktur. (316, 206 f.)

Am Vorabend dieser Ausführungen hatte Rudolf Steiner im Rahmen eines Treffens mit der Hörergruppe auf eine Frage nach imaginativen Wahrnehmungsmöglichkeiten der menschlichen Flüssigkeitsorganisation (bzw. des ätherischen Leibes) anhand einer ausführlichen morphologischen Betrachtung auf die fundamentale Bedeutung der (physisch-ätherischen) Ausweitungs- und (astralisch-ichhaften) Einstülpungsvorgänge hingewiesen – «Wenn Sie sich […] gewöhnen, Bilder zu gestalten durch Ausweitung und Einstülpung, dann sind Sie am Anfang dessen, was Sie brauchen, um wirklich die Seele daran zu gewöhnen, im Imaginativen zu arbeiten.» (316, 232). Nun beschrieb Rudolf Steiner den physiologischen und pathophysiologischen Inkarnationszustand des Menschenwesens aufgrund der Wesensgliedergleichgewichte und -ungleichgewichte bzw. der jeweils dynamisch gegebenen «Struktur»-Verhältnisse. Über die Bedingungsvoraussetzung somatischer Erkrankungen *(«Doch darf nicht / Leuchtekraft / Ergreifen / Schweremacht»)* sagte er in diesem Zusammenhang:

> […] In jedem physischen Organ, das ja durchwärmt und durchleuchtet ist von seinem Ätherleib, auch durchlebt, indem der Kosmos durch den Ätherleib wirkt, in jedem physischen Organ haben wir beim wachenden Menschen schon das Eingreifen der Ich-Organisation und der astralischen Organisation. Nun denken Sie sich einfach das Folgende: Ich-Organisation und astralische Organisation drängen irgendeinem Organ oder Organsystem ihre eigene Struktur auf, das heißt mit andern Worten: Irgend etwas, was seine physische und ätherische Struktur haben sollte, bekommt eine geistige Struktur, wird ein Abbild der astralischen und Ich-Organisation. Das ist im Grunde genommen ganz universell die Ursache der physischen Erkrankungen. Universell gesprochen ist Ursache der physischen Erkrankung dieses, dass der Leib des Menschen zu geistig wird an irgendeiner Stelle oder im Ganzen. […] Physische Erkrankung ist das zu starke Geistigwerden des physischen Organismus oder seiner Teile. […]
> Bei einem Menschen, der krank ist, wird das kranke Organ merkwürdig vergeistigt. Es wird heller. Es zeigt sich in einer solchen Art, wie es von außen herein, von seiner Oberfläche aus erfangen würde von der Geistigkeit. Ein kranker Mensch, lange bevor man irgendwie deutliche Spuren an seiner Hautfärbung und dergleichen sieht, zeigt sich für den okkulten Blick durchsichtig, möchte ich sagen, aber ein-

dringend in die Durchsichtigkeit hat man das Geistig-Seelische. (316, 207/209/210)

Aufgrund dieser Umstände, so Rudolf Steiner, sei «die sachgemäße, hingebungsvolle Betrachtung» und Behandlung des körperlich kranken Menschen in den Zeiten alter Mysterienkulturen immer auch ein Weg zur «Erkenntnis des geistigen Menschen» gewesen (316, 207), in engem Zusammenhang zwischen Geisteswissenschaft und Medizin. Wie Steiner in diesem Zusammenhang andeutend beschrieb, wurden im Kontext alter Mysterienstätten auch einzelne Substanzen unter physiologischen Voraussetzungen «experimentell» verabreicht, die (wie Melisse und Hyoscyamus) eine tiefere Leibverbindung der Geistseele in umschriebenen Organismusregionen und dadurch eine gezielte «Vergeistigung» hervorrufen konnten, ohne bereits organische Schäden zu verursachen («Man fand, dass, wenn man das Sonnengeflecht anregt durch Hyoscyamus, das Sonnengeflecht dann durchgeistigt wird. Man fand, dass wirklich dann der Astralleib und die Ich-Organisation stark in das Sonnengeflecht eingreifen, oder man merkte, dass die ganze Blutversorgung des Großhirns eine um einen geringen Grad – aber der wirkt sehr bedeutsam – stärkere wurde, wenn man dem Menschen Melissensaft beibrachte, weil die Ich-Organisation durch das Großhirn stark eingreift. Und so probierte man [an] de[m] ganzen Menschen, wie er geistig[er] werden konnte und wie man in den einzelnen Organen sehen konnte, wie sie geistiger werden konnten.» 316, 208). – Während Rudolf Steiner auf den therapeutischen Charakter dieser Studien in den alten medizinischen Mysterienstätten nicht näher einging[85], beschrieb er die polaren Strukturvoraussetzungen der psychiatrischen Erkrankungswege *(«Doch darf nicht / Schweremacht / Durchdringen / Leuchtekraft»)* mit den Worten:

Nun kann noch ein anderes eintreten. Es kann das eintreten, dass, während der Mensch im Wachzustande ist, die geistig-seelische Struktur seines Astralleibes oder seiner Ich-Organisation zu stark sich hineinversetzt in irgendein physisches Organ und nun nicht durch [ihre] Stärke ihre geistig-seelische Struktur dem physischen Organismus aufdrängt, sondern im Gegenteil, vom physischen Organismus auf-

> gedrängt bekommt die physische Struktur, sodass der Mensch, wenn er schläft, in seinem Astralleib und Ich eine Nachbildung wird seines physischen und ätherischen Leibes, sodass der Mensch in seinen Astralleib und sein Ich die physische Struktur hinein nimmt. [...]
> Bei einem Menschen, bei dem das [...] der Fall ist, dass die geistig-seelische Organisation annimmt die Struktur des Physisch-Ätherischen, bemerkt man an der Art und Weise, wenn der Mensch schläft, seinem Seelisch-Geistigen nach: da wird er ein Gespenst, ein leichtes, windiges Gespenst seines physischen Körpers. Er bleibt ähnlich seinem physischen Körper. Er wird tatsächlich ein Spektrum seines physischen Körpers. [...]
> [...] Alle so genannten Geisteskrankheiten [beruhen] darauf, dass das Geistig-Seelische, der Astralleib und die Ich-Organisation, die physische und ätherische Struktur annehmen. (316, 209f.)

In gewisser Weise als ein negativ-verzerrtes Gegenbild alter, experimenteller Geisteswissenschaft mysterienhafter Ausrichtung skizzierte Steiner in diesem Zusammenhang in kurzer Andeutung die neuzeitlich-spiritistischen Bemühungen um eine vermeintliche «Geist»-Erkenntnis des Menschen, die der psychiatrischen Konstitution nahe verwandt sind («Und die groben Experimente, welche die Spiritisten machen bei den so genannten Manifestationen, beruhen alle darauf – in irgendeiner verborgenen Weise geschieht schon das, was ich sage –, dass man bei Medien das Geistig-Seelische schwächt. Das ist ja auch offenkundig. Dann kann allerdings in der Dunkelkammer – es ist auch so der Fall – der geschwächte astralische Leib und das geschwächte Ich die Formen der Organe bis eben zur Sichtbarkeit in der Dunkelkammer annehmen, sodass zwar die Manifestationen wahr sind, aber ruchlos.» 316, 210) – und sagte daraufhin noch einmal zusammenfassend:

> Physische Erkrankungen beruhen auf dem Geistigwerden des physischen Organismus oder seiner Teile; geistige Erkrankungen beruhen auf dem im physischen oder ätherischen Sinn Gestaltetwerden des Astralischen oder der Ich-Organisation oder einer ihrer Teile. – Das ist eine allgemeine Wahrheit, die außerordentlich leitend ist für die menschliche Erkenntnis. (316, 210)

*

Aufgrund verschiedener, an ihn gestellter Fragen über die Beziehung der Medizin zur Pädagogik, aber auch im Duktus seiner eigenen Ausführungen zur Inkarnationssituation des Menschen stehend, beschrieb Rudolf Steiner im Anschluss an seine richtungsweisenden Darstellungen über die polaren Erkrankungsmöglichkeiten dann noch entwicklungsphysiologische Aspekte beider Ausrichtungen – *«denn alle Grade zwischen diesen zwei Extremen hat man ja im kindlichen Organismus vor sich»* (316, 211). Im Einzelnen hieß es hierzu:

> Bei dem einen Kind hat mehr die Astral- und Ich-Organisation die Tendenz, den physischen Leib und Ätherleib geistig zu machen, bei dem andern Kinde mehr die Tendenz, sich selber die Form geben zu lassen vom Physischen und Ätherischen; und dazwischen sind alle möglichen Zwischenstufen vorhanden. Es drückt sich auch dieses Grundgesetz wiederum im Temperament aus. Wenn das der Fall ist, dass der Astralleib und die Ich-Organisation ganz stark, vehement die Tendenz haben – noch nicht so wie beim Verrückten, sodass der Mensch noch zurechtkommt –, aber vehement die Tendenz haben, Formen aus dem physischen oder ätherischen Leib anzunehmen, dann haben wir es mit dem melancholischen Temperament zu tun. In dem Augenblick, wo der Astralleib und die Ich-Organisation die Tendenz haben, ihre eigene Struktur stark aufzudrücken dem physischen oder ätherischen Leib, haben wir es mit einem cholerischen Temperament zu tun; und das phlegmatische und sanguinische Temperament liegen dazwischen. Beim phlegmatischen ist es so, dass der Astralleib und die Ich-Organisation nicht so vehement, aber in einem gewissen Sinne die Tendenz haben, die Struktur des physischen und namentlich des Ätherleibes anzunehmen; beim sanguinischen ist es so, dass eigentlich das Vitale, das im Ätherleib liegt, stark beeinflusst wird vom Astralleib. So drückt sich das auch in den Temperamenten aus. (316, 211)

«Die Temperamente sind die Anfänge von Krankheit», hatte Rudolf Steiner in seinen Notizbucheintragungen vom Januar geschrieben.[86] Die Erkenntnis des «Ineinanderschaltens» von Seelisch-Geistigem und Physisch-Ätherischem ist, so Rudolf Steiner, dem Mediziner wie dem Pädagogen notwendig – in den «radikalen Fällen» der Krankheit und den «latenten Zuständen»

der kindlichen Konstitution und Temperamentsdisposition, *«sodass eigentlich Pädagogik und Medizin Dinge sind, die sich ineinander fortsetzen.»* In seinem Rundbrief an die Hörer des Januarkurses, an dem neben den Medizinstudenten und Ärzten auch die drei – werdenden – Heilpädagogen Siegfried Pickert, Franz Löffler und Albrecht Strohschein teilgenommen hatten[87] und in dem die Themenstellung des Osterkurses *«Menschenwesen und Weltorientierung im Hinblick auf Erziehung und Heilung, sowie auf die zunächst besonders wichtigen Menschheitsaufgaben auf diesem Gebiete»* angekündigt worden war, hatte Rudolf Steiner im Hinblick auf die alte (und neue) Mysterienkultur das Mantram formuliert:

Es war in alten Zeiten,
Da lebte in der Eingeweihten Seelen
Kraftvoll der Gedanke, dass krank
Von Natur ein jeglicher Mensch sei.
Und Erziehen ward angesehen
Gleich dem Heilprozess,
Der dem Kinde mit dem Reifen
Die Gesundheit zugleich erbrachte
Für des Lebens vollendetes Menschsein.

(316, 223)

*

Im Kontext dieser menschenkundlichen Ausführungen zur Medizin und Pädagogik, ja zum Inkarnationsmysterium des werdenden, sich entwickelnden Menschenwesens (sowie im Aufgreifen von Fragen des Vorabends nach Möglichkeiten zur Ausbildung imaginativer Wahrnehmungsfähigkeiten) gab Rudolf Steiner seinen Hörern schließlich noch zwei weitere Übungen, die er – nach dem Hinweis auf die notwendige Inkarnationserkenntnis in Medizin und Pädagogik – mit den Worten einleitete: *«Es handelt sich darum, dass Sie da möglichst stark suchen, meine lieben Freunde, in der Anschauung des Menschen zur Imagination zu kommen.»* (316, 211). In diesen Übungen legte Rudolf Steiner nahe, die Ge-

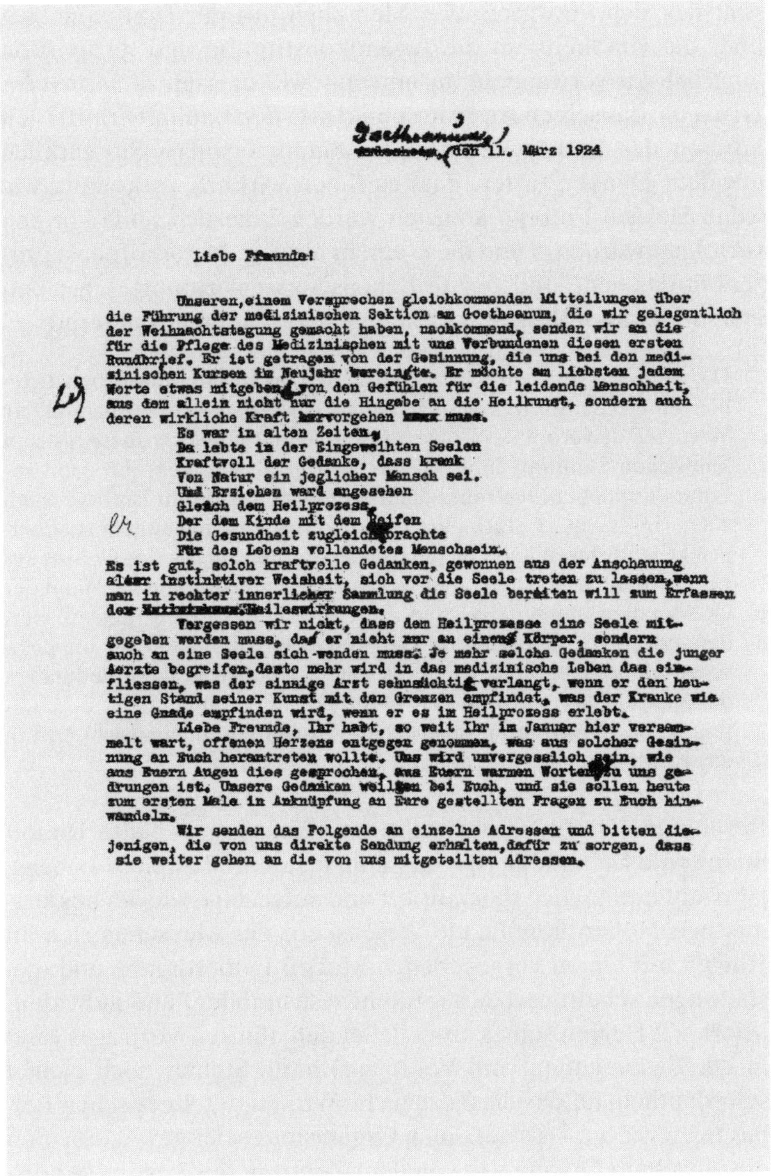

Goetheanum, den 11. März 1924

Liebe Freunde!

Unseren, einem Versprechen gleichkommenden Mitteilungen über die Führung der medizinischen Sektion am Goetheanum, die wir gelegentlich der Weihnachtstagung gemacht haben, nachkommend, senden wir an die für die Pflege des Medizinischen mit uns Verbundenen diesen ersten Rundbrief. Er ist getragen von der Gesinnung, die uns bei den medizinischen Kursen im Neujahr vereinigte. Er möchte am liebsten jedem Worte etwas mitgeben, von den Gefühlen für die leidende Menschheit, aus dem allein nicht nur die Hingabe an die Heilkunst, sondern auch deren wirkliche Kraft hervorgehen muss.

Es war in alten Zeiten,
Da lebte in der Eingeweihten Seelen
Kraftvoll der Gedanke, dass krank
Von Natur ein jeglicher Mensch sei.
Und Erziehen ward angesehen
Gleich dem Heilprozess,
Der dem Kinde mit dem Reifen
Die Gesundheit zugleich brachte
Für des Lebens vollendetes Menschsein.

Es ist gut, solch kraftvolle Gedanken, gewonnen aus der Anschauung alter instinktiver Weisheit, sich vor die Seele treten zu lassen, wenn man in rechter innerlicher Sammlung die Seele bereiten will zum Erfassen der Heileswirkungen.

Vergessen wir nicht, dass dem Heilprozesse eine Seele mitgegeben werden muss, da er nicht nur an einen Körper, sondern auch an eine Seele sich wenden muss. Je mehr solche Gedanken die junger Aerzte begreifen, desto mehr wird in das medizinische Leben das einfliessen, was der sinnige Arzt sehnsüchtig verlangt, wenn er den heutigen Stand seiner Kunst mit den Grenzen empfindet, was der Kranke wie eine Gnade empfinden wird, wenn er es im Heilprozess erlebt.

Liebe Freunde, Ihr habt, so weit Ihr im Januar hier versammelt wart, offenen Herzens entgegen genommen, was aus solcher Gesinnung an Euch herantreten wollte. Uns wird unvergesslich sein, wie aus Euern Augen dies gesprochen, aus Euern warmen Worten zu uns gedrungen ist. Unsere Gedanken weilen bei Euch, und sie sollen heute zum ersten Male in Anknüpfung an Eure gestellten Fragen zu Euch hinwandeln.

Wir senden das Folgende an einzelne Adressen und bitten diejenigen, die von uns direkte Sendung erhalten, dafür zu sorgen, dass sie weiter gehen an die von uns mitgeteilten Adressen.

Entwurf des Rundbriefs, 11. 3. 1924

stalt des sich entwickelnden Menschen aus der Embryonalzeit über die Kindheits- in die Jugendkonstitution und -proportion innerlich zu verwandeln, in einem – wie er sagte – *«tastenden Denken»*, das seinen Ausgangspunkt von den bildhaft ergriffenen Formen des Embryonalzustandes nimmt («sodass Sie wirklich mit dem Denken tasten, dass es Ihnen wirklich vorkommt, wie wenn Sie den Embryo abtasten würden, innerlich seine Formen verfolgen würden») und diese einem aktiven Metamorphoseprozess in das erste und zweite Lebensjahrsiebt zuführt. Über den ersten Metamorphoseschritt sagte Rudolf Steiner erläuternd:

> Da werden Sie, wenn Sie real vorgehen, in Ihrem innerlichen Erleben einige Schwierigkeiten haben. Sie werden sich sagen müssen: Wenn ich den Kopf des Embryos nehme und ihn vergrößere bis zum kindlichen Stadium, dann wird er sehr groß. Ich muss ihn dann zusammenschieben. Ich muss auch dasjenige, was beim Embryo noch wässerig-flüssig ist, stark dem Flüssigkeitsmenschen angehört, innerlich kristallisieren und koagulieren lassen, damit es in das Gehirn des Embryos aufgeht. Dann aber werden Sie den Embryonalzustand der Gliedmaßen nehmen, werden diese strecken, formen müssen, werden innerlich eine plastische Tätigkeit ausüben müssen, die unplastischen Gliedmaßen des Embryos hineinschieben in die Gliedmaßen des Kindes. Das ist eine außerordentlich interessante innere Beschäftigung, den Embryo im innerlichen Anschauen hineinzuschieben in das Kindesalter. (316, 212)

Bereits im Eröffnungsvortrag seines Osterkurses hatte Rudolf Steiner die Leibbildungsprozesse im ersten und zweiten Lebensjahrsiebt umfänglich thematisiert und aufgezeigt, wie der aus kosmischen Höhen kommende Wesenskern des Menschen sich im Ringen mit einem vorgegebenen Modell Leibesorgane und -gestaltungen schafft und diese stufenweise umbildet und individualisiert. Zu Beginn seines abschließenden, fünften Vortrages (und in der Besprechung vom Vorabend) hatte Steiner noch einmal sehr deutlich auf das diesbezügliche Wirken des ätherischen Leibes hingewiesen – als auf einen Organismus, «der gewissermaßen die einzelnen Organe wie von dem Zentrum des Lebens herausgetrieben hat» (316, 206 f.) und dessen spezifische Aktivität durch differenziert-«ausweitende» plastische Tätigkeiten erfahrbar und ansichtig wird («Es muss das Räumliche verschwinden im Plastischen […].» 316, 237). Vor diesem Hintergrund beschrieb Rudolf Steiner nun die vorgeschlagene Übung, von der er sagte, dass sie «verhältnismäßig schnell gebiert […] die Imagination des menschlichen Ätherleibes», und die er in die sprachliche Formel brachte:

Schiebe die Frühzeit
In des Kindes Alter,
Und des Kindes Alter
In die Jugendzeit:
Dir erscheint verdichtet
Menschenäthersein
Hinter Körperwesen – (316, 213)

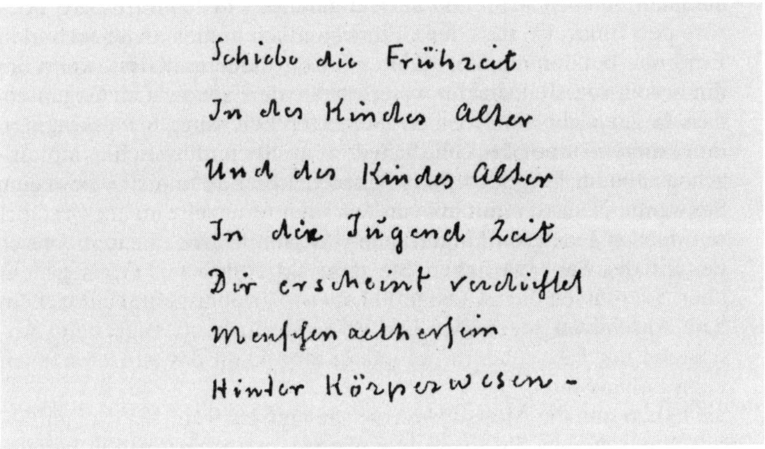
Schiebe die Frühzeit
In des Kindes Alter
Und des Kindes Alter
In die Jugend Zeit
Dir erscheint verdichtet
Menschenaethersein
Hinter Körperwesen –

Ita Wegman Archiv

*

Hatte Rudolf Steiner mit dieser ersten Übung einen methodischen Weg zur intimen Erkenntnis der «physisch-ätherischen Struktur» resp. zur Imagination des menschlichen Ätherleibes gewiesen, die gewissermaßen «hinter» der Struktur des physischen

Leibes ansichtig wird – und damit den Ärzten und Pädagogen in Fortführung der Abschlussmeditation des Januarkurses aufgezeigt, wie die weitere Annäherung an die Inkarnationserkenntnis des Menschen sich vollziehen kann –, so widmete sich die zweite Übung der näheren Erfahrung jener «einstülpend-saugenden» Kräfte, die die Domäne des astralischen Wirkens sind. Hier empfahl Rudolf Steiner, die Leibesgestalt des alten, greisenhaften Menschen innerlich zurückzuverwandeln in das erwachsene Reifealter und nachfolgend in das Jugendstadium, in gegenläufiger Zeitorientierung zum Lebensprozess, in Rückbildung des Gebildeten – und sagte wiederum in näherer Erläuterung über die meditativ zu vollziehenden Schritte:

> Greise sind bis zu einem gewissen Grade sklerotisch. Und bekommen Sie dabei die Empfindung, dass Sie diesen sklerotischen Greis auch abtasten, so empfangen Sie in dem geistigen Tasten durch die Sklerose den Eindruck, dass der Greis eigentlich hohl ist. Also nicht den Eindruck bekommen Sie, als ob ein sklerotisierter Greis, wenn Sie ihn geistig abtasten, dichter wäre, härter wäre, sondern im Gegenteil, dass er gar nicht härter ist, dass er eigentlich saugt. Sie bekommen im geistigen Tasten das Gefühl, wie wenn Sie im Physischen mit eingespeicheltem Finger am Meerschaum eine Zeitlang sich bewegen. Sie wissen ja, dass, wenn man an Ton oder Meerschaum entlangfährt mit dem angenetzten Finger, man das Gefühl hat, es saugt. Dieses Gefühl des Saugens haben Sie dem sklerotisierten Greis gegenüber. Sie müssen dieses Tastgefühl, dieses Erlebnisgefühl entwickeln dem Anschauen gegenüber. Das ist nicht nur beim Auge, beim Anschauen der Fall, sondern bei jedem Sinn kann das auftreten, auch beim Lebenssinn.
> Sie haben nun die Altersdichte, die saugend ist, wenn Sie dies auffassen. Nun schieben Sie – geradeso wie Sie da vorwärts geschoben haben beim ersten Fall – die Embryonalzeit in das Kindesalter und dann in den reifen Menschen, so schieben Sie jetzt zurück. Stellen Sie sich den reifen Menschen vor, der noch nicht saugt, sondern der kraftvoll sich in die Welt hineinstellt, und schieben Sie das, was Sie am Greise ertastet haben, schieben Sie das da hinein. Nicht wahr, wenn Sie die embryonale Struktur in die Kindesstruktur hineinschieben, haben Sie eine räumliche Metamorphose, die Sie da vollführen; jetzt, wenn es Ihnen vorkommt, dass der Greis ein ausgehöhltes Wesen wäre, das fortwährend saugt, müssen Sie das so machen, wie wenn das mit Kraft

sich erfüllen würde, wenn man es zurückschiebt ins reife Lebensalter. Es ist so, dass man beim Rückschieben der reife Mensch wird. Während man vorher, wenn man in der strotzenden Stärke angeschaut wird, etwas von einer leisen Lähmung aufnimmt, wird der Greis, wenn man ihn so zurückschiebt, wieder stark in seinen Knochen und in seiner ganzen Struktur des festen Organismus. Dieses innerliche Ineinanderschieben, das muss man da mehr beachten, und dann muss man auch das reife Alter in die Jugend zurückschieben. (316, 213f.)

Insgesamt, so Rudolf Steiner, bekomme man im Verfolg dieser Übung den Eindruck, *«wie wenn der Ätherleib durchwellt würde und anfangen würde zu klingen und zu tönen»* (316, 214), d.h. des wirksamen Astralischen im Menschen. Die Übung sei daher eine Anleitung zum Aufstieg in das inspirative Bewusstsein:

Schiebe die Altersdichte
In die Menschenreifezeit,
Und das Reifealter
In das Jugendleben.
Dir ertönt in Weltenklängen
Menschenseelenwirken
Aus dem Ätherleben. (316, 214)

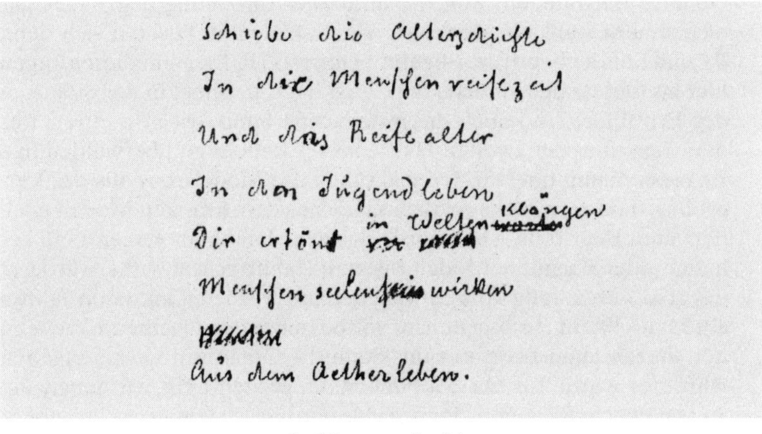
Schiebe die Altersdichte
In die Menschenreifezeit
Und das Reifealter
In das Jugendleben
Dir ertönt in Weltenklängen
Menschenseelenwirken
Aus dem Aetherleben.

Ita Wegman Archiv

*

Im letzten Teil seines fünften und kursbeschließenden Vortrages ging Rudolf Steiner schließlich noch auf eingereichte Fragen seiner Zuhörer ein, die offenbar nur sehr bedingt in der inhaltlichen Diktion des vierten Vortrages lagen und vornehmlich der geistigen Situation der Jugendgeneration und -bewegung galten. In seinen diesbezüglichen Ausführungen schilderte Rudolf Steiner erneut die bewusstseinsgeschichtliche Situation zu Beginn des 20. Jahrhunderts, die Folgen des naturwissenschaftlichen Materialismus und die Notwendigkeit eines spirituellen Neubeginns in der Naturerfahrung, Wissenschaftsgestaltung und Kulturarbeit – vor einem großen, umfassenden und in vieler Hinsicht lichtbringenden Horizont. Er beschrieb dabei auch die spezifische Bedeutung der Ärzteschaft bzw. eines neuen medizinischen Denkens und Handelns sowie die enge Beziehung der medizinischen und pädagogischen Aufgabenstellung und sagte gegen Ende – unmittelbar vor seinen Schlussworten zu der Gemeinschaft der jungen Mediziner – noch einmal verdeutlichend über den Beginn des menschlichen Erdenweges und die gemeinsame Heilaufgabe von Medizin und Erziehung:

> Bedenken Sie, wir sind heute ganz abgekommen von der Auffassung des Menschen als eines Wesens, das in das Erdenleben herein tritt, behaftet mit Sünden, weil die moderne Auffassung überhaupt gar nichts mehr weiß von dem, was Sünde bedeutet. Was hat sich denn da zum Sündenbegriff verdichtet? Das, was ich Ihnen in diesen Tagen hier als Gesetz der Vererbung gezeigt habe, das liegt in der Sünde, in der Erbsünde. Und auch die individuelle Sünde ist also etwas, was der Mensch in der zweiten Hälfte seines Lebens zu überwinden hat. Er muss richtig überwinden das sündhafte Modell, das aus der Vererbung stammt, man kann auch sagen aus dem kranken Modell nach den alten Begriffen. Aber würde das der Mensch als seinen Leib behalten, was in seinem Modell bis zum Zahnwechsel wirkt, würde er das sein Leben lang an sich tragen, dann würde er mit neun Jahren ein Mensch sein, der – ja nun, er würde mit einem feuchten Ekzem an der ganzen Haut bedeckt sein, wenn die Organisation so fortgehen würde; er würde Löcher bekommen am ganzen Leib, würde wie ein Aussätziger ausschauen, dann würde das Fleisch vom Knochen abfallen, wenn er das überhaupt aushalten würde. Der Mensch wird krank hineingeboren in die Welt; und erziehen, das heißt, erkennen und lei-

ten das, was nach dem Modell arbeitet, heißt dasselbe wie leises Heilen. In diesem Bewusstsein sollten Sie in der Jugendbewegung leben, dass, wenn Sie die Erziehung beschreiben, Sie sich als Therapeuten betrachten. Sie geben die Heilmittel an, die ja natürlich im Geistigen bleiben, aber stark ins Physische übergehen können, je nachdem das Kind ins Pathologische übergeht. Das haben Sie im Grunde genommen, nur auf einem andern Niveau, nur auf einem anderen Plan, in der Pädagogik: auch eine Heilkunst. Und auf der andern Seite, wenn einem der kranke Mensch gar nicht zu Hilfe kommt durch dasjenige, was man ihm als Richtschnur geben kann für sein eigenes subjektives Bewusstsein für die Auffassung seiner Krankheit, für Pessimismus oder Optimismus zu der Auffassung des Lebens, wenn man gar nicht pädagogisch wirken kann, ist es ungeheuer schwer, ihm heilend beizustehen. Wenn der Kranke – ich will nicht sagen, dass er einen blinden Glauben an das Heilmittel haben muss, das wäre zu stark übertrieben –, aber wenn der Kranke einfach durch die Individualität des Arztes dahin gebracht wird, dass er empfindet, wie der Arzt vom Heilwillen durchsetzt ist, so gibt das beim Kranken einen Reflex, der dann vom Gesundwerdewillen durchsetzt wird. Dieses Aufeinanderprallen von Heilwillen und Gesundwerdewillen spielt eine ungeheuer große Rolle in der Therapie, sodass man schon sagen kann: da ist schon ein Abbild darinnen des Pädagogischen, und im Pädagogischen wieder ein Abbild vom Heilen. Es kommt heute viel darauf an, dass sich die Menschen in der Welt heute im richtigen Bewusstsein zusammenfinden. (316, 219 f.)

*

IV.
Die soziale Dimension der Kurse: Der innere «Anschluss an Dornach» und die Medizinische Sektion am Goetheanum

In diesem Sinne, meine lieben Freunde, wollen wir vereinigt bleiben, wollen wir so vereinigt bleiben, dass Ihr in Dornach hier im Goetheanum Euren Mittelpunkt behaltet und an diesen Mittelpunkt Euch wirklich haltet, sodass dieser Mittelpunkt durch Euch in der Welt wirken kann.
(316, 137)

[...] In Dornach wird die Befruchtung des medizinischen Studiums in der Weise getrieben werden, wie sie heute sein muss, sodass man wirklich in der Medizin den Weg wählen muss, der gegangen werden muss. (316, 86)

Wie einleitend beschrieben, waren die beiden Kurse für die «jungen Mediziner» vom Januar und April 1924 die ersten fachspezifischen Hochschulunterweisungen Rudolf Steiners. Sie brachten in skizzenhaften Umrissen zum Vorschein, in welcher Weise Rudolf Steiner die Arbeit der Dornacher Hochschule für einzelne Zivilisationsgebiete konzipierte und welche Bedeutung er einer esoterisch fundierten Gemeinschaftsbildung der Hochschulmitglieder zumaß.

Die von Willem Zeylmans von Emmichoven am 31. 12. 1923 dezidiert begrüßte Einrichtung einer Medizinischen Sektion am Goetheanum (vgl. S. 35) verstand Rudolf Steiner als die Schaffung einer – sich progredient weiter ausbildenden – *«Pflegestätte für medizinisches Studium»* (316, 63). Von Dornach bzw. von der Medizinischen Sektion am Goetheanum sollte eine «fortdauernde Befruchtung» des konventionellen Medizinstudiums an den staatlichen Universitäten ausgehen (316, 85) – nicht im Sinne einer konkurrierenden Alternative, sondern im Geist einer realen Erweiterung in das geisteswissenschaftlich-esoterische Gebiet hinein:

Hier wird man dasjenige Esoterische finden, was man eben an sonstigen Hochschulen nicht finden kann. Und es wird gar nicht angestrebt werden, irgendwie in Konkurrenz mit den Hochschulen der Welt zu treten zunächst, sondern gerade da zu beginnen, wo der ehrlich strebende Mensch heute auf irgendeinem Gebiete des Lebens dazu kommt, Fragen aufzuwerfen, die eben außerhalb der Esoterik nicht beantwortet werden. (270/I, 150)[88]

Zugleich war bis in einzelne Formulierungen Steiners hinein durch alle Vorträge der «Jungmediziner»-Kurse vom Januar und April unübersehbar, dass die so verstandene esoterische Erweiterung oder Vertiefung der Heilkunst eine reale Umgestaltung des medizinischen Studiums zumindest mittelfristig anstreben musste. *«Zunächst»*, so Steiner, könne und wolle die Dornacher Gründung nicht in Konkurrenz zu den etablierten medizinischen Ausbildungsgängen treten; andererseits aber zeigte Rudolf Steiner in seinen Lehrunterweisungen explizit auf, wie ein künftiges Medizinstudium aufgebaut werden müsse bzw. *«was eigentlich ein medizinisches Studium sein soll»* (316, 137). Dabei wurde in der zuvor beschriebenen Weise auch deutlich, dass bereits der erste, «exoterische» Teil des Medizinstudiums – verstanden als geisteswissenschaftlich durchdrungene Anthropologie und Kosmologie – von Rudolf Steiner als ein wesentlicher Arbeitsschwerpunkt der Medizinischen Sektion am Goetheanum angesehen wurde; so hieß es am 5. Januar 1924 explizit:

[...] Sie müssen es nicht etwa verschmähen, beim medizinischen Studium mit allem Ernst sich zuerst des exoterischen Teiles, soweit man überhaupt etwas davon wissen kann, zu bemächtigen. Das ist in der Gegenwart schwierig. Aber es kann, wie wir in den folgenden Stunden sehen werden, gerade nach dieser Richtung hin durch die Einrichtung der medizinischen Sektion an unserer Dornacher Hochschule sehr viel geleistet werden. Und heute liegt schon die Möglichkeit vor, dass dasjenige, was in einer kurzen Skizze angedeutet ist, durch viele Einzelheiten, die in Zyklen und Schriften von mir vorliegen, ausgebaut werde. Das ist nur zum geringsten Teil bis jetzt geschehen und wird erst eine im Sinne der anthroposophischen Medizin gelegene Erweiterung finden, wenn diese Arbeit, die ich unter Beihilfe von Frau Dr. Wegman vorbereite, in der nächsten Zeit an die Öffentlichkeit treten wird. Dann wird man sehen, wie die Anthroposophie die Anregung geben kann für die Medizin und die medizinischen Studien überhaupt. (316, 58 f.)

Zum Zeitpunkt seiner Vortragsausführung arbeitete Rudolf Steiner seit wenigen Monaten zusammen mit Ita Wegman an einem medizinischen Grundlagenwerk, das er unverzüglich veröffentlichen wollte – im Geist der Weihnachtstagung, durchdrungen von esoterischer Substanz, und dennoch ganz an die Öffentlichkeit gewandt:

> Es wird jetzt von Dornach aus durch die Bemühungen von Frau Dr. Wegman und mir in die Medizin dieser [esoterische] Zug hineinkommen durch eine demnächst herauskommende Publikation, die frank und frei von demjenigen spricht, was die okkulte Erkenntnis der Medizin geben kann. Das ist dasjenige, was als der tiefste Impuls auch der Weihnachtstagung [...] zugrunde gelegen ist. (260a, 489)

Gegenüber den Medizinstudenten und jungen Ärzten ließ Rudolf Steiner keinen Zweifel daran, dass innerhalb der Medizinischen Sektion am Goetheanum – als einer esoterischen Arbeitsgemeinschaft zwischen ihm und Ita Wegman – die Medizin realiter «erforscht» würde (316, 135) – im Hinblick auf ihr gesamtes menschen- und naturkundliches Fundament und auf der Basis eines neuen Mysterienwissens, seiner impliziten Forschungswege und Handlungskonsequenzen (*«Von Dornach aus arbeiten wir aus esoterischen Impulsen.»* 316, 62). Diese große Arbeit sollte in ihren exoterischen Aspekten den medizinischen Studien in der Welt zugute kommen, diese «befruchten» und «durchdringen» – so, wie auch die Arbeiten der alten Mysterienstätten kulturbestimmend und -verändernd wirkten; ihre esoterische Verinnerlichung aber sollte in weiteren Hochschulkursen angeregt, d. h. methodisch aufgezeigt werden.

*

Immer wieder machte Rudolf Steiner in seinen Kursvorträgen vom Januar und April 1924 deutlich, dass der von den Medizinern zu begehende Weg der esoterischen Entwicklung ein schwerer, nur aufgrund konsequenter innerer Arbeit zu leistender sei – *«das Geistige muss man heute real erringen, mit allerernstestem inneren Streben»* (316, 74). Am Epiphaniastag sagte er:

> Der esoterische Weg ist eben entweder ein schwieriger oder er ist gar keiner. Und man kann eine esoterische Entwickelung nicht auf einem bequemen Weg erreichen. Man muss die allgemeine Bemerkung, die so oft gemacht wird, dass es sich dabei um die Überwindung von Schwierigkeiten handelt, dass der Mensch erst über sich hinauskommen muss, in vollem, ich möchte sagen in heiligem Ernste nehmen. Und es müsste vom gegenwärtigen Zeitpunkte an, von dem Zeitpunkte an, dessen Ausgangspunkt in unserer Dornacher Weihnachtstagung liegt, von diesem Zeitpunkte an müsste in der ganzen Auffassung der anthroposophischen Bewegung auch auf den einzelnen Gebieten eine Art Umschwung eintreten. Und indem Ihr zunächst Euren medizinischen Weg suchet, müsst Ihr Euch innerlich beteiligen gleich von Anfang an diesem realen Umschwung so, dass es sich sozusagen nicht handeln kann beim esoterischen Wege um eine Beigabe, sondern dass es sich nur handeln kann um eine völlige Erfüllung des Lebensweges mit den esoterischen Impulsen. Alles was dazu getan werden kann, soll in den Vorträgen getan werden. (316, 73 f.

Dieser innere Weg des Mediziners, so Rudolf Steiner, könne seit der Weihnachtstagung und der Begründung der Medizinischen Sektion am Goetheanum *«im Anschluss an Dornach»* begangen werden (316, 72) – impulsiviert bzw. «angeregt» von Rudolf Steiner, in konsequent selbstverantwortlicher Eigenaktivität (*«Nun seht Ihr denn, dass das, was ich hier anrege, in Euch wirklich fruchtbar werden kann.»* 316, 85), zugleich jedoch in Verbindung mit der Dornacher Hochschule und ihrer Medizinischen Sektion. Von einem «medizinisch esoterischen Studium in Zusammenhange mit Dornach» sprach Steiner (316, 86), ja von einer sich real ausbildenden Gemeinschaft *«unter Ihnen mit uns hier»* (316, 110). Wie konkret Rudolf Steiner diese spirituelle Gemeinschaftsbildung verstand, wurde bis in einzelne Wortprägungen hinein deutlich – als Rudolf Steiner zu Beginn des Osterkurses eine Besprechung der auf dem esoterischen Weg vorgefundenen Schwierigkeiten beginnen wollte, sprach er mehrmals dezidiert in der *«Wir»*-Form:

> *Wir* haben in derjenigen Zusammenkunft, die *wir* im Anschluss an [die Weihnachtstagung] hier gehalten haben, sozusagen auf *uns* wirken lassen dasjenige, was die Medizin esoterisch vertiefen kann. [...] *Wir* haben auch in einzelnen Formeln dasjenige in *uns* aufgenom-

men zur weiteren Verarbeitung, was hervorrufen kann medizinische Gesinnung [...]. Nun gerade in der Art, wie diese Dinge damals an *uns* herangetreten sind, musste sich eine ganz bestimmte Tatsache herausstellen, die, wie ich glaube, jetzt für die Zusammenkunft von Bedeutung ist. Es musste durch die starke Art des Zusammendrängens der damals gegebenen esoterischen Sachen in gewissem Sinne bei dem einen oder dem andern mehr oder weniger das Bedürfnis entstehen, auf gewisse innere Schwierigkeiten hinzuschauen. Es sind die Dinge, die esoterisch gegeben werden, nicht immer dazu da, um *uns* das Leben möglichst leicht zu machen, sondern es ist schon in gewisser Weise das Gegenteil der Fall. [...] Deshalb meine ich, wird es diesmal der beste Weg sein, den *wir* durchmachen können, wenn Ihr Euch auf diese inneren Schwierigkeiten besinnt, diese vorbringt in Form von Fragen und *wir* dann dasjenige, was eigentlich fördernd für die weitere Entwickelung *unserer Sache* ist, zum Gegenstand der Besprechung machen. (316, 141 f.; Hervorhebung v. V.)

Die konzipierte bzw. von Rudolf Steiner angebotene Verbindung *«unter Ihnen mit uns hier»* war eine so verstandene esoterische Gemeinschaftsform; viele intensive und gefühlsbetonte, in sich beglückende Verbindungen lebten in der damaligen Jugend- und «Wandervogel»-Generation, zu der die Hörer von Rudolf Steiners Vorträgen vom Januar und April 1924 ganz überwiegend gehörten. Der von Rudolf Steiner erhoffte *«Zusammenschluss»* der Gruppe («Es ist bei jeder menschlichen Gemeinschaft so, dass aus der Gemeinschaft heraus dem Menschen Kräfte zufließen [...].» 316, 110) aber war in diesem Sinne nicht als eine weitere Steigerung der bestehenden Gefühlsverbindungen, sondern als ein konsequenter *«Anschluss»* an die Dornacher Hochschule bzw. an die esoterische Sektionsgemeinschaft zwischen ihm und Ita Wegman gemeint:

Und deshalb möchte ich noch einmal sagen: Ihr werdet, meine lieben Freunde, durchaus die Gelegenheit haben, Euch hier in der richtigen Weise zusammenzuschließen, anzuschließen auf die Art, wie ich es Euch gesagt habe. (316, 135)

Dabei legte Rudolf Steiner Wert darauf, dass auch dieser «Anschluss» durchaus gefühlsbetont erfolgen dürfe – wenn nicht müsse – (*«Sie werden zu einem richtigen Bewusstsein davon kommen, wenn Sie sich auch in Ihrem Fühlen als zum Goetheanum gehörend betrachten [...].»* 316, 220), eröffnete in seinen esoterischen Unterweisungen eine sehr persönlich-intime Sprache, wechselte wiederholt zum «Du» bzw. «Euch» der direkten Anrede an die geistigen Schüler, kam den jungen Medizinern und Ärzten mit großer Wärme und Innerlichkeit entgegen – und schrieb im Rückblick auf den (keineswegs ungebrochen verlaufenden) Januarkurs an sie:

> Liebe Freunde, Ihr habt, soweit Ihr im Januar hier versammelt wart, offenen Herzens entgegengenommen, was aus solcher Gesinnung an Euch herantreten wollte. Uns wird unvergesslich sein, wie aus Euern Augen dies gesprochen, aus Euern warmen Worten dies zu uns gedrungen ist. Unsere Gedanken weilten bei Euch, und sie sollen heute zum ersten Male in Anknüpfung an Eure gestellten Fragen zu Euch hinwandeln. (316, 224)

*

Den letztzitierten «Rundbrief» unterzeichnete Rudolf Steiner mit Ita Wegman – und formulierte ihn in der «Wir»-Form der gemeinsamen Sektionsleitung. Obwohl Rudolf Steiner in seinen Kursen vom Januar und April keinerlei Einzelheiten über seine spirituelle Zusammenarbeit mit Ita Wegman verlauten ließ, machte er seinen jungen Hörern unmissverständlich klar, welche zentrale Bedeutung ihrer künftigen Verbindung mit jener Sektionsleiterin zukommen werde, «durch» die und mit deren Hilfe Rudolf Steiner die neue Mysterienmedizin begründen wollte. Ita Wegman sollte der zentrale Ansprechpartner und damit der menschlich entscheidende Bezugspunkt zur Medizinischen Sektion am Goetheanum als einer intern-esoterischen Hochschulgemeinschaft werden; am 6. Januar 1924 sagte Rudolf Steiner in einer längeren Ausführung:

> Seht Ihr, es war immer so im Leben der Anthroposophischen Gesellschaft, dass von all den Persönlichkeiten, die in der Anthroposophischen Gesellschaft haben Esoteriker werden wollen, die Bedingungen des esoterischen Lebens, einfach die innerlichen Bedingungen

des esoterischen Lebens nicht gründlich genug beachtet worden sind. Und so haben wir es innerhalb der anthroposophischen Bewegung eigentlich nur auf zwei Gebieten im Laufe der Jahre zu dem bringen können, was notwendig ist, nämlich auf dem Gebiete der allgemeinen Anthroposophie und auf dem Gebiete der eurythmischen und der Redekunst. Aber dasjenige, was auf diesen Gebieten als innere Betätigung, als selbständige innere Betätigung sich herausgebildet hat, das muss sich für alle Sektionen, die nun eingerichtet werden sollen, wirklich herausbilden. Und dazu ist notwendig, dass man sich den Bedingungen, die von hier aus geschaffen werden, auch wirklich vertrauensvoll unterwirft. Zu diesen Bedingungen gehört diese, dass ich alle diejenigen Dinge, die auf medizinischem Felde liegen, zunächst werde zu besorgen haben im Verein mit Frau Dr. Wegman, die sich im Verlauf der ganzen anthroposophischen Bewegung für die Medizin vorbereitet hat und nun so darinnen steht in dieser medizinischen Strömung, dass sie diese medizinische Strömung mit mir zusammen zu leiten haben wird. Und so wird nur derjenige, der sich im Vertrauen an Frau Dr. Wegman anschließt, seinen Weg von Dornach aus finden können. Daher wird in nächster Zeit die Einrichtung getroffen werden müssen, dass diejenigen, die in nächster Zeit in dauernder Verbindung bleiben wollen mit der Sektion für das Wiederbeleben der Medizin, sich in der Form, über die noch weiter gesprochen werden kann, mit ihrem Anliegen an Frau Dr. Wegman in vollständigem restlosen Vertrauen wenden. (316, 86 f.)

Dies seien, so Rudolf Steiner, die Voraussetzungen der «fortwirkenden Esoterik» der Weihnachtstagung. Ohne darüber viele Worte zu machen und ausgesprochen sachlich-nüchtern formulierend, deutete Steiner damit sein Initiaten-Zusammenwirken mit Wegman auf der Basis einer gelingenden Schicksals- und Forschungsgemeinschaft an[89] – und fuhr noch einmal weiter erläuternd fort:

Der große Fehler, der bisher im esoterischen Leben geschehen ist, ist der, dass in einer übertriebenen Unbescheidenheit die Personen meinten, von mir immer ihre esoterischen Übungen haben zu wollen. Mit mir wollen alle zu tun haben, mit andern nicht. Daran scheiterte die Esoterik bis jetzt! Es ist nur möglich aus innerer okkulter Grundlage heraus, dass dasjenige, was im Quell der Esoterik lebt, durch die geeigneten Persönlichkeiten weitergeleitet werde. Diese Durchlei-

> tung zunächst durch die dazu vom Schicksal bestimmten Persönlichkeiten gehört zur Esoterik dazu. [...]
> [...] Ihr müsst Vertrauen haben. Das ist nicht Autoritätsglaube, sondern sinnvolles Bauen auf einem Grunde, einem inneren Grunde, Hinnehmen der Bedingungen, die vom Schicksal einmal geschaffen sind. (316, 88)
> Ihr müsst vollständiges Vertrauen haben zu der Art und Weise, wie von mir zusammen mit Frau Dr. Wegman die medizinische Abteilung des Goetheanums verwaltet wird. (316, 135)

Dieses «vollständige» Vertrauen hatten die Hörer der Januar- und Aprilunterweisungen bald – Ita Wegman führte bereits in den ersten Januartagen Gespräche mit allen Kursteilnehmern, ließ sich über die individuellen Studien- und Arbeitssituationen berichten und stand mit Rat und Tat zur Seite[90] – ein anhebender Sozialprozess, auf den Rudolf Steiner am Ende des Januarkurses und innerhalb seiner Abschlussbetrachtungen in positivster Wendung mit den Worten zurückkam:

> [...] Es muss natürlich zunächst mit der Sache so sein, dass mit vollem Ernst so etwas seine weitere Fortsetzung findet, wie die Art und Weise – wie Frau Dr. Wegman gesagt hat –, wie Ihr zu ihr gekommen seid, um wirklich einzuleiten mit vollem Vertrauen die Verbindung mit demjenigen, was eigentlich ein medizinisches Studium sein soll, das in die allgemeine heutige materialistische Medizin hineinfließen muss. Ihr könnt viel für Euch dazu tun, aber auch viel tun für die Welt und für die kranke Menschheit, wenn Ihr das, was Ihr jetzt gehört habt, nicht als etwas bloß Vorübergehendes betrachtet, sondern als Ausgangspunkt für das, wozu Ihr ja einen so außerordentlich guten Anfang gemacht habt. (316, 137)

*

Rudolf Steiner nahm die gesamte Gruppe der jungen Mediziner nach ihrer Ankunft zur Osterzeit in die Erste Klasse der Freien Hochschule für Geisteswissenschaft auf – spätestens durch diesen Vorgang wurde deutlich, dass die von ihm im Januar begonnenen Unterweisungen den Charakter einer esoterischen Hochschularbeit hatten. Bereits am 6. Januar war von ihm über die Form des weiteren Austausches im Sinne einer «korrespondierenden Gemeinschaft» (316, 136) formuliert worden:

> Wir werden periodenweise, etwa von Monat zu Monat, in einem Rundbrief die entsprechenden Fragen für diejenigen beantworten, die sich am Ende dieses Kurses sozusagen dadurch als Schüler vom Dornacher Goetheanum ergeben haben. [...] Diese Rundbriefe werden antworten auf die Fragen, die der Einzelne stellt, und alle diejenigen, die an der entsprechenden Sektion teilnehmen, werden die Antworten empfangen. (316, 87)

Die «Schülerschaft» im Dornacher Goetheanum bzw. die Teilnahme an der medizinischen Fachsektion bedeutete die reale Klassenzugehörigkeit – so beschrieb Rudolf Steiner in der achten Zusammenkunft der Klassenmitglieder das Instrument des «Rundbriefes» als ein eindeutiges Organ der Klasse und sagte am Karfreitag des Jahres 1924 in Dornach:

> Wir werden zu Rundbriefen kommen, durch die teilnehmen können diejenigen, die auswärts sind – als auswärtige Mitglieder –, an demjenigen, was in der Schule hier vorgeht. Beginnen konnten wir ja nur damit zunächst, dass die an der Schule beteiligten Mediziner in einem Rundbrief, den Frau Dr. Wegman verschickt hat, an der Arbeit der Schule teilnehmen konnten. (270/I, 149)

In diesem Sinne hatte er auch acht Tage zuvor in Stuttgart über das Organ der Klassen-Rundbriefe gesagt:

> Es wird sich schon nach und nach gerade dieses Institut der Rundbriefe einrichten. Bis jetzt ist ein ausführlicher medizinischer Rundbrief herumgegangen an diejenigen Mitglieder, die sich im realen Sinne an die Medizinische Sektion angeschlossen haben. (260 a, 479)

Steiners wiederholte Aufforderungen in dem Januar- und Aprilkurs, die Studenten und Ärzte sollten versuchen, ihre Position in der Welt auszubauen, diese aber zugleich immer weitergehender mit der Goetheanum-Spiritualität zu durchdringen, hatte von daher auch jene «Repräsentanz»-Bedeutung, die Rudolf Steiner von den Hochschul- bzw. Klassenmitgliedern erwartete. In der zitierten Karfreitags-Stunde, an der die jungen Mediziner erstmals teilnahmen, sagte Rudolf Steiner noch einmal unmissverständlich zu den Klassenmitgliedern:

> Es muss [...], insbesondere von den Mitgliedern der Schule, in der Zukunft – diese Dinge sind ja nun einmal so: weil mit der Weihnachtstagung wirklich etwas geschehen ist, es muss daher das, was mit ihr geschehen ist, ernst genommen werden; es ist nun einmal so, dass in der Zukunft deshalb, weil die Impulsivität, welche von dieser Stätte hier am Goetheanum ausgehen soll, im ernstesten Sinne ihre Aufgabe erfüllen muss, sich unbedingt stellen muss auf den Standpunkt, dass die Aufgabe erfüllt werden muss –, es muss daher klar sein, dass in der Zukunft all der Firlefanz aufhören muss, für die Mitglieder der Schule aufhören muss, der da immer wieder und wiederum zurückzuckt davor, frank und frei sich zu bekennen dazu: Ich bin da als Repräsentant der vom Goetheanum ausgehenden Anthroposophie. – Wer das nicht will, wer in einer unfreien und nicht freimütigen Weise immer wieder und wiederum nur damit kommt, man müsse erst schweigen über Anthroposophie, die Leute langsam vorbereiten, wer in irgendeiner Weise nach dieser Richtung Politik treiben will und glaubt, dass er weiterkommt damit, dass er erst uns verleugnet, um dann zu uns zu führen – es führt ja gewöhnlich nicht zu uns –, der möge lieber seine Mitgliedschaft zur Schule sogleich aufgeben. Ich kann Ihnen versprechen, dass die Mitgliedschaft zur Schule in der Zukunft im allerernstesten Sinne genommen werden wird. (270/I, 150f.)

An keiner Stelle seiner Vorträge vom Januar und April verpflichtete Rudolf Steiner seine Zuhörer zu konkreten Bekenntnissen oder Handlungen. Wohl aber erwartete er das Ausschreiten des aufgezeigten Schulungsweges von den Menschen, die ihn um die methodische Darstellung dieses Weges gebeten hatten – sowie die erfolgreiche Bewältigung der konventionellen medizinischen Ausbildung als Voraussetzung einer späteren zivilisatorischen Wirksamkeit für die Anthroposophie:

> Ihr werdet auf einem nicht leichten Wege doch etwas lernen können. Und das muss schon sein, nicht wahr, vorläufig ist eben die Welt mit ihrem Materialismus noch mächtig, und wir müssen uns zunächst in sie hineinstellen auf irgendeine Art. Wir müssen da heraus arbeiten aus der Lage, in die wir kommen, wenn wir uns eben hineinstellen.
> Und so müsst Ihr schon so, wie die Welt es verlangt, Ärzte werden

und Euer Arztstudium durchdringen mit demjenigen, was Ihr von hier aus haben könnt. (316, 135)

Sie sind hier eine kleine Gruppe von jungen Medizinern. Sie wollen nicht nur geistig wirkliche Ärzte werden, was man ja natürlich am besten dadurch erreichen würde, dass man sagen würde: Lasst das ganze Medizinstudium, Ihr findet heute keine medizinische Fakultät, wo Ihr Medizin studieren könnt. Kommt hierher und lernt hier das Nötige. – Das wäre das, was man ganz radikal sagen könnte. Aber was würde denn der junge Arzt machen? Die Welt würde Sie zurückschicken, weil sie Sie nicht als Arzt anerkennen würde. Es bleibt für die jungen Mediziner nichts übrig, als das Ganze durchzumachen, um durch das, was am Goetheanum erfahren werden kann von der Medizin, geheilt zu werden. Aber Sie müssen eben dazu kommen, wenn auch mit allem Widerwillen das regelmäßige richtige Studium durchzumachen; das geht nicht anders. Das ist notwendig. Dies ist die andere Seite. Dann aber werden, wenn recht viele solche da sind, die das Studium kennen gelernt haben und von dem, was sie kennen gelernt haben, nun wissen, wie es nicht sein soll – nicht wahr, Magnetopathen und Laienärzte schimpfen auch über die Universität, doch hat das keinen Wert –, die werden aus dem Erleben heraus zum Erkennen kommen, und die werden die rechten Pioniere sein, um ein vernünftiges Medizinstudium in der Welt zu haben. Das soll durch Sie angestrebt werden, möglichst ein allgemeines öffentliches Urteil hervorzurufen über das, was da vorliegt. (316, 168 f.)

Das, was heute dasteht und hauptsächlich über die wissenschaftliche Medizin schimpft, das ist wirklich nicht berechtigt dazu, über die Medizin zu schimpfen, und es redet über etwas, was es nicht kennt. Das muss erst errungen werden, dass man nicht verwechselt das Anthroposophische in der Medizin mit dem, was sonst da ist. Wird das einmal errungen, dass man die Sache ernst nimmt, weil die Menschen, die das vertreten, eben zeigen, dass es ihnen ernst ist, dann wäre schon ein bedeutender Fortschritt gemacht. (316, 170)

Die intendierte *«Hervorrufung eines öffentlichen Urteils»* über den Zustand der Medizin und der real existierenden Ausbildungslage betrachtete Rudolf Steiner als Aufgabe jener Menschen, die in Dornach die Möglichkeit hatten, Kenntnis vom dem zu erlangen, «was eigentlich ein medizinisches Studium sein soll» (316, 137). Er erwartete von ihnen den notwendigen Brückenschlag zur Außenwelt bzw. zwischen dem, *«was in Dornach geistig gewollt wird, und demjenigen, was draußen in der Welt materialistisch die Macht hat»* (316, 136) – und damit einen Einsatz für die Zukunft des Heilwesens überhaupt, dessen faktische Bedrohung er ihnen insbesondere in seinen Osterausführungen aufzuzeigen bestrebt war:

> Das möchte ich besonders Euch jungen Freunden ans Herz legen, alles das, was Ihr aufnehmt an Esoterischem, dahin gipfeln zu lassen, dass Ihr auch vor der Welt wirken könnt, dass sich tatsächlich ein sachgemäßer Heilwillen entwickelt. Es kann sich nicht darum handeln, sich egoistisch in seinem Herzenskämmerchen abzuschließen, sondern sich einzusetzen dafür, dass das Medizinische weiterkommt [...]. (316, 170)

Es war Rudolf Steiners Hoffnung – die im Herbst 1924 auch zur Begründung des Esoterischen Kerns der Medizinischen Sektion führen sollte[91] – *«dass schließlich gerade auf einem solchen konkreten Gebiete wie dem der Medizin das Goetheanum Menschen findet, die in die Welt hinaustragen dasjenige, was hier [am Goetheanum] gefunden werden kann»* (316, 220), die hinaustragen, *«was vom Goetheanum eigentlich heute für die Welt- und Zivilisationsentwickelung gewollt wird»* (ebd.). Das Goetheanum, die Freie Hochschule für Geisteswissenschaft, brauche, so Rudolf Steiner zu der Gemeinschaft der jungen Mediziner, solche *«tragende Stützen»* in der Welt (316, 221), um als Mysterienstätte in ihr zivilisatorisch wirksam werden zu können:

> In diesem Sinne, meine lieben Freunde, wollen wir vereinigt bleiben, wollen wir so vereinigt bleiben, dass Ihr in Dornach hier im Goetheanum Euren Mittelpunkt behaltet und an diesen Mittelpunkt Euch wirklich haltet, sodass dieser Mittelpunkt durch Euch in der Welt wirken kann. (316, 137)

*

Anmerkungen

1 Zit. n. Emanuel Zeylmans van Emmichoven: *Wer war Ita Wegman. Eine Dokumentation. Erster Band.* Dornach ^{2}2000, S. 308.

2 Rudolf Steiner wird hier und nachfolgend nach dem Wortlaut der Rudolf Steiner-Gesamtausgabe (Rudolf Steiner Verlag, Dornach/ Schweiz) zitiert, wobei die erste Zahl in den Klammern stets den entsprechenden Band der Gesamtausgabe (GA), die zweite die zitierte Seite bezeichnet. Zu den ausführlichen Titeln der Bände und den jeweiligen benutzten Auflagen vgl. das Literaturverzeichnis, S. 174 f.

3 Madeleine van Deventer: *Die anthroposophisch-medizinische Bewegung in den verschiedensten Etappen ihrer Entwicklung.* Arlesheim ^{2}1992, S. 19–30.

4 Vgl. hierzu u. a. Willem Zeylmans van Emmichoven: *Der Grundstein.* Stuttgart ^{1}1956; Rudolf Grosse: *Die Weihnachtstagung als Zeitenwende.* Dornach ^{1}1976; Sergej O. Prokofieff: *Menschen mögen es hören. Das Mysterium der Weihnachtstagung.* Stuttgart ^{1}2002.

5 Vgl. diesbezüglich meine phänomenologische Skizze «Das Jahr 1923» in: Peter Selg: *Gerhard Kienle. Leben und Werk. Band 1. Eine Biographie.* Dornach 2003, S. 25–50.

6 Bereits drei Monate vor der Weihnachtstagung hatte Rudolf Steiner am Vor-Michaelstag in Wien mit Nachdruck und im Vorgriff auf die kommenden Ereignisse gesagt: «Das möchte man, dass Anthroposophie diese Kraft bekäme, Seelen umzugestalten. Und das wird sie nur können, wenn dasjenige, was in ihren, wenn ich so sagen darf, Lehren liegt, tatsächlich Erlebnis wird.» (223, 109)

7 Vgl. hierzu Hella Wiesberger: «Das Verhältnis von Bewegung, Esoterischer Schule, Gesellschaft.» In: *Rudolf Steiners esoterische Lehrtätigkeit. Wahrhaftigkeit, Kontinuität, Neugestaltung.* Dornach 1997, S. 123 ff.

8 Rudolf Steiners erste Klassenstunde begann am 15. 2. 1924 mit dem Satz: «Meine lieben Freunde! Mit dieser Stunde möchte ich die Freie Hochschule als eine esoterische Institution wiederum zurückgeben der Aufgabe, der sie drohte in den letzten Jahren entrissen zu werden.» (270/I, 1)

9 «Und so möchte ich auch [...] bitten, diesen Vorstand von Dornach nicht als einen Verwaltungsvorstand anzusehen, sondern als einen solchen, der unmittelbar aus der Substanz des Geisteslebens heraus esoterisch wirken wird. Er ist auch nicht gewählt worden, er ist gebildet worden. Er ist gebildet worden aus den Notwendigkeiten der geistigen Welt heraus. Je mehr Sie Verständnis entgegenbringen dem Umstande, dass dieser Vorstand einen ganz esoterischen Charakter hat, desto mehr wird die Anthroposophische Gesellschaft gedeihen können.» (260a, 490) Rudolf Steiner betonte, dass er mit den von ihm berufenen Vorstandsmitgliedern – die alle Sektionsleiter waren und damit Fachverantwortung in der Welt übernahmen – die Möglichkeit habe, konkret zu arbeiten und seine Intentionen auszuführen (260 a, 182); er hob hervor, dass dieser Vorstand aus der Esoterik heraus eingesetzt worden sei («Es ist ja damit, dass nun aus der Esoterik heraus selber ein Vorstand geschaffen worden ist, sehr viel gesagt.» 270/I, 129), in sich eine esoterische Aufgabe habe («dass diesem Vorstande in seiner Ganzheit eine esoterische Aufgabe obliegt»; 260 a, 383) und in und mit dieser esoterischen Aufgabe zugleich initiativ wirken müsse: «[...] Er muss ein Initiativ-Vorstand sein, er muss ergreifen die Aufgaben, die der anthroposophischen Bewegung aus der geistigen Welt gestellt werden, muss diese aufnehmen, muss sie in die Welt leiten, darf nicht bloß ein Verwaltungsvorstand sein.» (260a, 371)

10 Bereits 21 Jahre zuvor, am 1.5.1903 hatte Rudolf Steiner in einem Brief an Mathilde Scholl darauf hingewiesen, dass die Esoterische Schule die «Seele der Theosophischen Gesellschaft» werden müsse. (264, 44)

11 Vgl. bzgl. Marie Steiners die biographischen Darstellungen von Marie Savitch: *Marie Steiner-von Sivers. Mitarbeiterin Rudolf Steiners*. Dornach 1965, Hella Wiesberger: *Marie Steiner-von Sivers – Ein Leben für die Anthroposophie.* Dornach 1989, Wilfried Hammacher: *Marie Steiner. Lebensspuren einer Individualität.* Stuttgart 1998 und meine Arbeit: *Marie Steiner-von Sivers. Aufbau und Zukunft des Werkes von Rudolf Steiner*. Dornach 2006; bzgl. Ita Wegmans die dreibändige Dokumentation von Emanuel Zeylmans van Emmichoven: *Wer war Ita Wegman.* Heidelberg [1]1990/92 sowie meine Studien *«Ich bin für Fortschreiten». Ita Wegman und die Medizinische Sektion*. Dornach [1]2002, *Die letzten drei Jahre. Ita Wegman in Ascona 1940–1943*. Dornach [1]2004 und *Geistiger Widerstand und Überwindung. Ita Wegman 1933–1935*. Dornach 2005; bzgl. Edith Maryons die Biographie von Rex Raab: *Edith Maryon. Bildhauerin und Mitarbeiterin Rudolf Steiners.* Dornach 1993.

12 Vgl. GA 243.

13 Vgl. diesbezüglich auch Rudolf Steiners Wiener Schilderung vom 28.9.1923 über das Durchtragen erlebter geistiger Impulse und den «Willen» Michaels – Ausführungen, die die michaelische Dimension der zitierten Weihnachtstagungs-Worte vorgreifend beleuchteten und in denen es hieß: «Vertrauen haben zu den Gedanken des Geistigen, wenn man die Anlage dazu hat, sie überhaupt aufzunehmen, sodass man weiß: Du hast diesen oder jenen Impuls aus dem Geistigen. Du gibst dich ihm hin, du machst dich zum Werkzeug seiner Ausführung. Ein erster Misserfolg kommt – macht nichts! Und wenn hundert Misserfolge kommen – macht nichts! Denn kein Misserfolg ist jemals ausschlaggebend für die Wahrheit eines geistigen Impulses, dessen Wirkung innerlich durchschaut und ergriffen ist. Denn erst dann hat man Vertrauen, das richtige Vertrauen zu einem geistigen Impuls, den man in einem bestimmten Zeitpunkt fasst, wenn man sich sagt: Hundert Male habe ich Misserfolg gehabt, das kann mir aber höchstens beweisen, dass für mich in dieser Inkarnation die Bedingungen zur Realisierung dieses Impulses nicht gegeben sind. Dass dieser Impuls aber richtig ist, das schaue ich durch seinen eigenen Charakter. Und wenn es auch erst nach der hundertsten Inkarnation sein wird, dass für diesen Impuls die Kräfte zu seiner Realisierung mir erwachsen – nichts kann mich überzeugen von der Durchschlagskraft oder Nichtdurchschlagskraft eines geistigen Impulses als dessen eigene Natur. – Wenn Sie sich dies im Gemüte des Menschen als das große Vertrauen für irgend etwas Geistiges ausgebildet denken, wenn Sie sich denken, dass der Mensch felsenfest halten kann an etwas, was er als ein geistig Siegendes durchschaut hat, so festhalten kann, dass er es auch dann nicht loslässt, wenn die äußere Welt noch so sehr dagegen spricht, wenn Sie sich dies vorstellen, *dann haben Sie eine Vorstellung von dem, was eigentlich die Michael-Kraft, die Michael-Wesenheit von dem Menschen will*, denn dann haben Sie eine Anschauung von dem, was das große Vertrauen in den Geist ist.» (223, 117f.; Hervorhebung v. V.)

14 Vgl. diesbezüglich auch Rudolf Steiners Aussagen über das «Wagnis» der Weihnachtstagung (mit der Übernahme des offiziellen Verwaltungs-Amtes durch Rudolf Steiner) und die von ihm empfangene, fundamental positive Antwort der geistigen Welt, die er erstmals am 23.5.1924 in Paris mit den Worten thematisierte: «Ich darf heute schon auf die außerordentlich bedeutsame Tatsache hinblicken, dass dies [möglich gewesene Zurückgehen von Offenbarungen geistiger Wesenheiten] nicht der Fall ist, sondern dass im Gegenteil seit der Weihnachtstagung der geistige Impuls, der aus den spirituellen Welten herunterkommen muss, wenn die anthroposophische Bewegung

ihren richtigen Fortgang nehmen soll, durchaus gewachsen ist, *sodass unsere anthroposophische Bewegung seit unserer Weihnachtstagung immer esoterischer und exoterischer werden konnte und es weiter werden wird.*» (239, 80; Hervorhebung v. V.)

15 Vgl. meine zusammenfassende Darstellung dieser Geschehnisse in dem Aufsatz «Die Medizin im Lebensgang Rudolf Steiners.» In: Der Merkurstab. Beiträge zu einer Erweiterung der Heilkunst. 2000: 53 (6): 377–385.

16 Vgl. Peter Selg: «Ludwig Noll». In: Der Merkurstab. Beiträge zu einer Erweiterung der Heilkunst. 2005: 58 (1): 28–31.

17 «In Bezug auf das Vademecum fragte einer von uns [im Mai 1922], wann der letzte Termin sei, zu dem es erscheinen sollte. Er [Rudolf Steiner] entgegnete: «Letzter Termin? Juni 1921» (Willem Zeylmans van Emmichoven: «Rudolf Steiner in Holland.» In: M. J. Krück von Poturzyn: *Wir erlebten Rudolf Steiner. Erinnerungen seiner Schüler.* Stuttgart[3] 1967, S. 258; zu den zermürbenden Diskussionen und Schwierigkeiten unter den Ärzten vgl. Rudolf Steiner: *Das Schicksalsjahr 1923 in der Geschichte der Anthroposophischen Gesellschaft;* 259, 232 ff.).

18 Vgl. Emanuel Zeylmans van Emmichoven: *Wer war Ita Wegman. Eine Dokumentation, Band 1,* S. 121 ff. und Peter Selg: *«Ich bin für Fortschreiten». Ita Wegman und die Medizinische Sektion,* S. 38 ff.

19 Im Rahmen einer Ansprache zur Begründung der landwirtschaftlichen Arbeitsgemeinschaft «Versuchsring» (Koberwitz, 11. 6. 1924) skizzierte Steiner die fatale Übernahme konventioneller wissenschaftlicher Denkweisen und Gewohnheiten in verschiedenen anthroposophischen Arbeitsdisziplinen und sagte im Hinblick auf die anthroposophische Ärzteschaft und Ita Wegman: «Anthroposophen glauben oftmals, das Leben bestehe im Denken. Es besteht nicht bloß im Denken. Die Dinge müssen gesagt werden, damit sie auch auf den richtigen Boden fallen können. Diejenigen, die irgendein Lebensgebiet aus gutem, treuem Herzen mit der Anthroposophie vereinigen wollen, ja, auch wissenschaftliche Gebiete, haben sich dieses eben gar nicht klargemacht, als die innerhalb der Anthroposophie Arbeitende geworden sind, und sie gehen immer wieder von der irrigen Meinung aus, man müsse es eben so machen, wie man es bisher in der Wissenschaft gemacht hat, müsse genau so vorgehen, wie man bisher in der Wissenschaft vorgegangen ist. Zum Beispiel gibt es eine Anzahl von auf medizinischem Gebiete bei uns arbeitenden, recht lieben, guten Anthroposophen, die fanden, dass nun Mediziner auf ihre bisherige medizinische Art anwenden sollten, was aus der anthroposophischen Medizin kommt. *In dieser Beziehung macht Frau Dr. Wegman eine*

volle Ausnahme; die sah nur eben rein die Notwendigkeit innerhalb der Gesellschaft.» (260 a, 276; Hervorhebung v. V.) Sechs Wochen später hieß es im Hinblick auf Ita Wegmans medizinischen Werde- und Schicksalsgang noch einmal verdeutlichend im holländischen Arnheim: «Sie hat aus ihren heilkünstlerischen Anfängen heraus die Tendenz bekommen, innerhalb der anthroposophischen Bewegung medizinisch zu wirken. Sie hat sich als echte Anthroposophin dem Medizinischen zugewendet.» (310, 172)

20 Vgl. Peter Selg: *Helene von Grunelius und Rudolf Steiners Kurse für junge Mediziner.* Dornach 2003, S. 49 ff.

21 Ebd., S. 55 ff. (weitere Briefdokumente befinden sich im Ita Wegman Archiv, Arlesheim).

22 Über die Vorgänge in Penmaenmawr und die anschließenden Prozesse notierte sich Ita Wegman in Notizbuchaufzeichnungen vom April 1925, unmittelbar nach Rudolf Steiners Tod: «Ein Kreis von Menschen, die die Weihnachtsimpulse rückhaltlos in sich aufgenommen haben, die eingesehen haben, dass, wenn dasjenige, was in der Weihnachtstagung geschehen, nicht eingetreten wäre, die Anthroposophie eine Art Müdigkeit bekommen hätte, während [die] anthroposophische Gesellschaft langsam vertrocknet wäre. Die Weihnachtsimpulse brachten neues Blut, eine frische Circulation im Körper der Anthroposophischen Gesellschaft. Einige Monate nach dem Brand wurden mir geoffenbart die karmischen Zusammenhänge, die zw[ischen] Dr [Steiner] und mir lagen. [...] Penmaenmawr Karma vollständig geoffenbart. Seelisches Element. Verständnis meiner Seite. Jubiliert hat die geistige Welt, sagte er. So war der nächste Schritt in der phys[ischen] W[elt] es sich verbinden von Dr. [Steiner] mit der Gesellschaft. Eine Blüte sollte daraus entstehen. Esoterik noch mehr und mehr Esoterik. Mysterienerneuerung. Offenbarung des ganzen Karma.» (zit. n. Emanuel Zeylmans van Emmichoven: *Wer war Ita Wegman. Eine Dokumentation. Band 1*, S. 318 f.)

23 Vgl. deren Publikation in Rudolf Steiner: *Anthroposophische Menschenerkenntnis und Medizin.* GA 319. – Einige nähere Umstände dieser erfolgreichen Veranstaltungen, die immer mit einer großen Zahl von ärztlichen Konsultationen verbunden waren, werden in einer in nächster Zeit erscheinenden Arbeit des Ita Wegman Archivs dokumentiert (Peter Selg: *Der Aufbau der Medizinischen Sektion durch Rudolf Steiner und Ita Wegman. Eine Dokumentation.* [in Vorbereitung]).

24 Über die Zuhörersituation des Kurses schrieb die Teilnehmerin Madeleine van Deventer: «Eine größere Anzahl Mediziner war versammelt, meist solche mit großer ärztlicher Erfahrung, aber manchmal

auch noch sehr verhaftet in sonderbaren Spezialismen, wie es dem jugendlichen Zuhörer erscheinen musste. Eine unendliche Fülle von geistigem Wissen strömte durch Rudolf Steiner herunter, konnte aber nicht genügend zu den Seelen der Zuhörer dringen, da das intellektuelle Wissen die Beweglichkeit des Denkens verhinderte. Ein Leidenszug auf Rudolf Steiners Antlitz sprach eine deutliche Sprache. Aber inmitten der Teilnehmer war eine Gestalt, meist in der letzten Reihe auf einer schmalen Bank gegen die Rückwand des Saales gelehnt, schweigend, aufnehmend. Es war Ita Wegman. Eines Tages bei einer Therapie-Besprechung bat Rudolf Steiner sie, einiges zu erzählen über ihre Erfahrungen mit der Mistel. Er hatte ihr nämlich dieses Mittel schon vor Jahren angegeben, zur Behandlung des Krebses. Mit ruhiger Sicherheit referierte Dr. Wegman eine Anzahl erstaunlicher Fälle. Sie fasste sich kurz, sprach nur das Notwendigste, ohne theoretische Abschweifungen, ohne unnötige wissenschaftliche Umschreibungen. Der Hörer konnte erleben, dass hier aus vollster ärztlicher Verantwortung gesprochen wurde, zugleich aber aus einer ehrfurchtsvollen Seelenhaltung, die offen war für neue geistige Anregung. Das sorgenvolle Antlitz Rudolf Steiners leuchtete für kurze Zeit.» (Madeleine van Deventer: «Ita Wegmans Wirken.» Unveröffentlichtes Manuskript. Ita Wegman Archiv, Arlesheim)

25 Bereits zur Michaelzeit des Jahres 1923 hatte Steiner erstmals in größerer Deutlichkeit betont: «Ich muss schon sagen: Die Politik, die manchmal befolgt wird von manchen unserer Freunde, Anthroposophie dadurch schön machen zu wollen vor der Welt, dass man eigentlich die Sache so hinstellt, als ob es gar keine Widersprüche gäbe mit den trivialen Meinungen der andern: diese Bestrebungen kann man eigentlich nicht richtig finden, obwohl man sie immer wieder antrifft. Man braucht eine andere Einstellung, eine ganz andere Orientierung der Seele, wenn man das nun wirklich plausibel, fassbar, begreiflich, gescheit und nicht für wahnsinnig halten will, was Anthroposophie sagt.» (Wien, 1. 10. 1923; 223, 155 f.)

26 «Da stand dieser jugendliche Arzt und erklärte, dass man als ein bloß durch die heutige medizinische Wissenschaft Geschulter nicht mit gutem Gewissen Arzt sein könne, weil diese Schulung es einem nicht ermögliche, zum Heiler zu werden. Wer dies so erlebe, in dem erwache mit Notwendigkeit die Sehnsucht nach einer anderen Wissenschaft, und auf dieser Suche finde er sie dann in der Anthroposophie. Da aber dürfe man nicht meinen, erst Brücken bauen zu müssen von der bisherigen Wissenschaft zu dieser neuen. Denn worum es sich handle, das sei, ein völlig neues Reich im Herzen zu begründen. Deshalb beglücke es so, dass nun am Goetheanum aus solchen Impulsen

die *neue* Wissenschaft, insbesondere auch auf medizinischem Gebiet, begründet und gepflegt werden soll. […] Was Dr. Zeylmans da sagte, war so andersartig gegenüber dem, was bis dahin übliches Denken in der Gesellschaft war, dass nicht nur in der […] stichwortartigen Wiedergabe seiner Worte das Wesentliche gar nicht bemerkbar wird, sondern dass in Rudolf Steiners eigener Bezugnahme hierauf (jedenfalls in der ersten Auflage des Buches über die Weihnachtstagung – in der folgenden ist es dann berichtigt) – wie immer dies zustande gekommen sein mag – das Wort, worauf es gerade ankommt, fehlt. So stand schließlich das Gegenteil da von dem, was er gesagt hat! Das aber, was fehlte, ist das Wörtchen «nicht».» (Ernst Lehrs, zit. n. Peter Selg: *Anfänge anthroposophischer Heilkunst.* Dornach 2000, S. 386; Lehrs bezog sich auf Rudolf Steiners, in der Erstausgabe der Vorträge unvollständig wiedergegebenen Kommentarsatz: «Deshalb klang es heute Vormittag wirklich schön, als gesprochen worden ist für ein Gebiet, das hier in Dornach gepflegt werden soll, für das Gebiet der Medizin, von Dr. Zeylmans, dass heute *nicht* mehr Brücken gebaut werden können von der gewöhnlichen Wissenschaft aus in dasjenige, was hier in Dornach begründet werden soll.» 260, 277 f.; Hervorhebung v. V.)

27 Auch drei Monate später sagte Rudolf Steiner in einem Dornach-Karma-Vortrag sehr direkt: «Möge die Welt die Sache nehmen, wie sie sie eben nehmen kann. Für die Verbreitung von Anthroposophie bestehen innerliche geistige Notwendigkeiten. Man fügt sich dem, was sozusagen in einem angeregt wird aus den geistigen Notwendigkeiten heraus und treibt keine nach außen gehende ‹Opportunität›: Opportunität hat ja der Anthroposophischen Gesellschaft genugsam geschadet; sie soll in Zukunft nicht weiter getrieben werden. Und selbst wenn die Dinge recht paradox wirken sollten, so sollen sie doch in der Zukunft einfach gerade gesagt werden.» (235, 181)

28 Vgl. Peter Selg: *Helene von Grunelius,* S. 55 f.

29 Vgl. Guenther Wachsmuth: *Rudolf Steiners Erdenleben und Wirken. Von der Jahrhundertwende bis zum Tode. Die Geburt der Geisteswissenschaft. Eine Biographie.* Dornach [2]1951, S. 572.

30 Madeleine van Deventer: *Die anthroposophisch-medizinische Bewegung in den verschiedensten Etappen ihrer Entwicklung*, S. 26

31 Vgl. hierzu im Einzelnen: Peter Selg: *Ita Wegman und der «Mut des Heilens». Medizinisch-therapeutische Korrespondenzen.* [in Vorbereitung].

32 Vgl. Rudolf Steiner: *Geistige Wirkenskräfte im Zusammenleben von alter und junger Generation. Pädagogischer Jugendkurs* (GA 217) und *Die Erkenntnis-Aufgabe der Jugend* (GA 217a).

33 Diese Vorgänge hatte Rudolf Steiner erstmals am 1. Oktober 1923 in Wien, drei Monate vor Beginn der Kurse für die jungen Mediziner, mit nahezu denselben Worten beschrieben: «[...] Indem der Mensch im Laufe der Zeit sich wird bemühen müssen, die Vorstellungen aufzunehmen, welche Geisteswissenschaft, übersinnliche Erkenntnis ihm liefert, indem er jene innere Aktivität wird entwickeln müssen, die er braucht, um dasjenige wirklich sich innerlich-seelisch gegenwärtig zu machen, was als geisteswissenschaftliche Resultate ihm anvertraut wird, wird ein solches Erfassen dieser geisteswissenschaftlichen Resultate auch seine Empfindungsfähigkeit feiner machen.» (223, 155)

34 Als eine «radikale Umerziehung der Seele» hatte Rudolf Steiner bereits 1911 die Ausbildung in den alten Mysterienstätten charakterisiert (131, 16); vgl. diesbezüglich auch zahlreiche seiner späteren Schilderungen, insbesondere über die Vorbereitungen der hybernischen Weihen («Der Mensch musste eigentlich innerlich in seiner Seelenverfassung, in seiner ganzen menschheitlichen Verfassung umgestaltet werden.» 233, 62 f.).

35 Zu Steiners Gebrauch der Begriffe «Exoterik» und «Esoterik» bzw. zum Übergang beider Gebiete und Haltungen vgl. die Ausführungen Hella Wiesbergers und die von ihr zitierten Worte Rudolf Steiners: «Wenn Rudolf Steiner, Exoteriker par excellence, auch als esoterischer Lehrer wirkte, so keineswegs, um der Öffentlichkeit irgendwelche geistigen Wahrheiten vorzuenthalten. Das Esoterische, wie er es vertrat, war für ihn vielmehr nur eine spezielle Ausdrucksform für dasjenige, was sich als das eigentlich okkulte Leben im letzten Grunde überhaupt nicht in Worte aussprechen lässt, sondern erlebt werden muss. Wenn gleichwohl davon gesprochen wird, um die Wege zu diesem Erleben-Können zu weisen und zu erleichtern, so hängt die Art, wie es geschehen kann, weitgehend von den Formulierungsmöglichkeiten ab: *«Man sagt es einmal exoterisch, einmal esoterisch, und wenn man exoterisch und esoterisch spricht, so sind das gleichsam zwei verschiedene Dialekte einer unaussprechbaren Sprache.»* [Dornach, 18. 10. 1915, GA 254]. Das heißt: *«Es gibt keine absolute Grenze zwischen exoterisch und esoterisch, sondern das eine fließt in das andere über.»* [Stuttgart, 12.6.1921, GA 342], denn: *«In dem Augenblick, wo wir eine Ausdrucksform für das innere Wesen einer Sache gefunden haben, haben wir das Esoterische exoterisch gemacht. Niemals kann also das Esoterische anders mitgeteilt werden als in exoterischer Form.»* [Beiträge zur Rudolf Steiner Gesamtausgabe, Nr. 51/52, Michaeli 1975, S. 35]» (Hella Wiesberger: *Rudolf Steiners esoterische Lehrtätigkeit*, S. 45). – Für das konkrete Verständnis von

Rudolf Steiners Verwendung beider Begriffe in den medizinischen Unterweisungen nach der Weihnachtstagung (und innerhalb dieser selbst), führt m. E. Rudolf Steiners plastische Erläuterung aus der Ersten Esoterischen Stunde nach der Trennung von der Esoteric School of Theosophy (München, 1.6.1907) am weitesten: «Wenn ich mir sage: Beim Atmen zieht die Luft in mich ein, so bin ich Materialist. Wenn ich weiß und erkenne, dass eine geistige Wesenheit mit dem Atemzug in mich hineinfließt, so bin ich ein Erkennender, aber noch kein Esoteriker. Aber wenn ich voll Ehrfurcht den Atemzug in mich einströmen lasse, voll tiefster Ehrfurcht vor dem göttlichen Wesen, das meinen Organismus durchdringt, wenn ein lebendiges Gefühl von dieser hohen Wesenheit mich ganz erfüllt, dann bin ich ein Esoteriker.» (264, 322; noch am 7.3.1924 hieß es in genau diesem Sinne in einer Klassenstunde: «Wir sollen an dasjenige, was esoterische Wahrheiten sind, herantreten so, dass uns niemals der Gedanke kommt: das weiß ich eigentlich schon. Denn nicht im Wissen liegt das Wesen der Esoterik, sondern im unmittelbaren Erleben. Und innerlich, in tieferen Schichten unseres Seelenlebens als da, wo das Gedächtnis wurzelt, soll uns das Esoterische ergreifen und soll sich bewahren.» 270/I, 65)

36 Auch die von Rudolf Steiner empfohlene kursvorbereitende «Wärme-Meditation» hatte eine eindeutig moralische, dem ärztlichen Ethos angehörende Zielsetzung. Vgl. hierzu Peter Selg: *Die «Wärme-Meditation»*. Dornach [2]2006.

37 Vgl. Peter Selg: *Vom Logos menschlicher Physis. Die Entfaltung einer anthroposophischen Humanphysiologie im Werk Rudolf Steiners. 2 Bände.* Dornach [2]2006.

38 Ebenfalls als eine solche «Kohlezeichnung» hatte Rudolf Steiner über zwölf Jahre zuvor, am 31. Oktober 1911, seine Evolutionsdarstellung in der (1910 erschienenen) *Geheimwissenschaft im Umriss* bezeichnet – im Eröffnungsvortrag einer Vortragsfolge *Die Evolution vom Gesichtspunkte des Wahrhaftigen*, die subtile Bezüge zu den späteren Kursen für die jungen Mediziner aufweist («Wenn Sie [...] die Angaben sich einmal ansehen, welche zum Beispiel in der «Geheimwissenschaft im Umriss» gegeben sind über die Saturn-, Sonnen- und Mondenentwickelung bis zur Erdentwickelung herein, so werden Sie sich gestehen, dass es sich dabei – und selbst, wenn es noch viel ausführlicher wäre, könnte es nicht anders sein – nur um eine Skizze handeln kann, nur um Angaben, die von einer gewissen Seite, von einem gewissen Gesichtspunkte aus, gemacht werden können. Denn wie das Erdendasein eine unendliche Fülle von Einzelheiten bietet, so ist es ganz selbstverständlich, dass wir auch für das

Saturn-, Sonnen- und Monddasein eine unendliche Reihe von Einzelheiten zu verzeichnen haben, und dass immer nur eine ganz grobe Kohlezeichnung, eine Art Umriss, gegeben werden kann. Für uns ist aber eine Charakteristik der Evolution noch von einer anderen Seite aus notwendig.» 132, 9; am 4. 1. 1924 und damit am dritten Tag des Januarkurses sagte Steiner nochmals in einem allgemeinanthroposophischen Abendvortrag: «Ich war genötigt, als ich meine «Geheimwissenschaft» schrieb, die Entwickelung der Erde doch wenigstens ein wenig mit den gebräuchlichen Vorstellungen der Gegenwart in Einklang zu bringen.» 233a, 13). Die in den Vorträgen *Die Evolution vom Gesichtspunkte des Wahrhaftigen* von Steiner 1911 eröffnete, intime Innenschilderung des planetarischen Erdwerdens (unter Thematisierung der Wirkensbezüge einzelner Hierarchien) sowie der spirituellen Seite der beteiligten Elemente kehrte erst zwölf Jahre später in den Mysterienvorträgen vor und nach der Weihnachtstagung, in den esoterischen Klassenstunden und in den Unterweisungen für die jungen Mediziner wieder.

39 «Wir machen in der Art, wie es für den heutigen Menschen und für den Menschen der Zukunft sein muss, dasjenige durch, was in den alten heiligen Mysterien bezeichnet worden ist damit, dass der Schüler sagte: er würde geführt in die Wesenheit der Elemente […].» (270/II, 121)

40 Vgl. Peter Selg: *Die «Wärme-Meditation»*. Dornach [2]2006.

41 Was Rudolf Steiner mit einem solchen «Mitleben» konkret meinte, hatte er am 1. Oktober 1923 in Wien mit den Worten verdeutlicht: «Dadurch erst entsteht Naturbewusstsein, dass man mitmachen lernt dasjenige, was im sprießenden, sprossenden Leben sich entwickelt, sich entfaltet. *Mit der Pflanze keimen können, mit der Pflanze blühen können, mit der Pflanze fruchten können; das ist das, was Herausgehen des Menschen aus seinem Inneren bedeutet, was Aufgehen in der äußeren Natur bedeutet.*» (223, 157; Hervorhebung v. V.)

42 In seinen Michaels-Vorträgen des Jahres 1923 hatte Rudolf Steiner in Wien darauf hingewiesen, dass der Mensch «ein inneres geistiges Verhältnis zu dem Geistigen im Kosmos» in der Gegenwart nicht mehr habe (223, 107) – in Steiners erstem anthroposophischen «Leitsatz» vom Februar 1924 sollte es dagegen in positiver Wendung heißen: *«Anthroposophie ist ein Erkenntnisweg, der das Geistige im Menschenwesen zum Geistigen im Weltenall führen möchte.»* (26, 14)

43 Ausführlich hieß es dann in Steiners Vortrag vom 5. 1. 1924 in autobiographischer Orientierung (und in angedeuteter Rückwirkung der ärztlichen Moral auf die grundlegende «exoterische» Naturerkenntnis): «Es handelt sich darum, dass man durch [die] medizinische Ge-

sinnung einen ganz anderen Naturblick gewinnt. Und so habe ich – ich war dazumal noch ein Junge – einen Arzt kennen gelernt. Den Arzt traf man sehr häufig auf Wiesen, auf Fluren, auf Äckern, da hielt er seinen Umgang mit Pflanzen, Blumen, Insekten und so weiter. In der Gegend, wo er als anspruchsloser Arzt tätig war, lebten drei bis vier Koryphäen. Man kann sagen, die Tätigkeit dieses anspruchslosen Arztes, der die Wiesenblumen so liebte, war eine ungleich fruchtbarere für die Kranken als die Tätigkeit des staatlichen Physikus und der andern Koryphäen. Denn die nahmen ihre Weisheit aus der Schule und aus demjenigen, was sich da an die Schule anschloss. Er nahm aber wirklich seine Weisheit über die Heilmittel aus dem unmittelbaren Umgang mit der Natur, der aber nur dann zum medizinischen Wissen führt, wenn man die Natur auch in ihren Einzelheiten lieben kann.» (316, 65) – Bereits innerhalb seiner letzten Abendvorträge auf der Weihnachtstagung – die wie ein Vorspiel der medizinischen Fachunterweisung erklangen – hatte Rudolf Steiner ab dem 30. 12. 1923 auf die notwendige Wiedergewinnung eines therapeutisch relevanten «Natursinns» bzw. einer erkennenden Wahrnehmung der «wunderbaren Gestaltungsprozesse» und der «inneren intimen Beziehungen in der Natur und in den Naturvorgängen» hingewiesen und gesagt: «Das muss wiedererobert werden. Wieder müssen wir in die intimen Beziehungen des natürlichen Daseins und seines Verhältnisses zum Menschen hineingelangen. Nur dann, wenn wiederum solche Beziehungen erkannt werden, wird eine wirkliche Einsicht in den gesunden und kranken Menschen wiederum da sein können.» (233, 127)

44 Zum Wesen und zur spezifischen Charakteristik der Mantren in Rudolf Steiners geisteswissenschaftlichem Lehrgut s. die grundlegenden Ausführungen Hella Wiesbergers: «Rudolf Steiner als Lehrer esoterischer Schulung. Zu den Meditationssprüchen – Herzstück der esoterischen Übungen.» In: Hella Wiesberger: *Rudolf Steiners esoterische Lehrtätigkeit*, S. 58 ff.

45 «Nicht wahr, in Bezug auf diese Dinge handelt es sich wirklich darum, dass nicht in einer solchen Art strikte Anweisungen gegeben werden sollen, denn es ist ein zu starkes Eingreifen in die menschliche Freiheit.» (316, 157)

46 In den einleitenden Worten zum Aprilkurs und im Rückblick auf die Januarzusammenkunft sagte Rudolf Steiner u. a.: «Wir haben [...] in einzelnen Formen dasjenige in uns aufgenommen zur weiteren Verarbeitung, was hervorrufen kann medizinische Gesinnung [...].» (316, 141) Zur inneren Beziehung der wesenhaften Naturverbindung zur Qualität des Heilwillens (als einem integralen Ele-

ment der ärztlichen Ethik) s. den weiteren Text. Im Hinblick auf den Zusammenhang zwischen der praktizierten medizinischen Esoterik und der ärztlichen Gesinnung sollte auf der Individualitätsebene darüber hinaus bedacht werden, dass Rudolf Steiner in seiner Antwort an Ilse Knauers Frage vom 21.4.1924 erstmals darauf aufmerksam machte, dass die meditative Versenkung eine Beziehung zur vorausgehenden Inkarnation aktiviere: *«Wenn Sie den Meditationsinhalt, einfach wie er gegeben ist, in Ihrem Bewusstsein anwesend sein lassen, dann arbeitet in Ihnen nicht Ihr Ich aus der gegenwärtigen Inkarnation, sondern das aus der vergangenen. Sie halten stille den Intellekt; Sie versetzen sich einfach in den Wortinhalt, den Sie innerlich, nicht äußerlich hören, als Wortinhalt hören. In das versetzen Sie sich, und indem Sie sich in das versetzen, arbeitet im Meditationsinhalt Ihr innerer Mensch, der nicht derjenige ist der gegenwärtigen Inkarnation.»* (316, 145). Zugleich hob Steiner wiederholt gegenüber den «jungen Medizinern» hervor, dass ihr Weg zum ärztlichen Beruf schicksalhaft vorgezeichnet, d. h. mit einem aus der Vergangenheit kommenden karmischen Willensentschluss verbunden war: *«Gewöhnlich wird im menschlichen Leben das, was man Karma nennt, nicht sehr ernst genommen. Man muss natürlich auch eine innere Berufung, sagen wir, vorgezeichnet erhalten dadurch, dass einen das Karma an einen bestimmten Platz hingestellt hat, und man muss sich dann klar sein darüber: Einer Verpflichtung [zum Meditieren] zu folgen, ist von Schaden; aber dem Karma zu folgen ist das, was durchaus in der Richtung der menschlichen Entwickelung liegt. Es hat Sie alle Ihr Karma hingestellt, medizinisch zu wirken; nun müssen Sie nur tief genug in sich hineinschauen und Sie werden schon finden, dass Sie den Durst [zum Meditieren] wirklich empfinden. [...] Zu irgendetwas kann nur führen, wenn der Betreffende [...] weiß, er muss an dem Platz, an dem in Wirklichkeit er steht, seine menschliche Entfaltung vollziehen, auch hinsichtlich der Kräfte, die er anwendet. Und das ist natürlich gerade bei Ihnen der Fall, die Sie den medizinischen Beruf begonnen haben. Sie müssen es als ein Karma betrachten und müssen sich klar sein, dass Sie in der Zukunft ungeheuer viel wirken werden; zweitens aber, dass der Durst, von dem ich Ihnen gesprochen habe, auf dem Wege des Meditierens sich zu nähern der eigentlichen Bereitschaft zum Arzt, sich immer wird finden lassen im menschlichen Gemüt.»* (316, 160f.) Obwohl von Rudolf Steiner nicht im Einzelnen ausgeführt, ist angesichts der zitierten Aussagen in Betracht zu ziehen, dass die tiefgehende medizinisch-meditative Übung des einzelnen Medizinstudenten oder Arztes diesen auch in der Sphäre seines Inkarnations- und damit Aufgabenwillens anspricht und bestärkt, was letztlich mit innerer Notwendigkeit zur Bekräftigung seines therapeutischen Ethos zu führen vermag. Zumindest Nuancen dieses Zusammenhanges schwangen ganz offenbar auch in Rudolf Steiners Antwort an Helene von Grunelius mit, in der es hieß: *«Bei den [...] Meditationen wird es sich darum handeln, dass man wirklich will, innerlich will Mediziner werden, dass man sich sagt: Das ist der Weg; und nun gehe ich so oft an die Meditation heran, als ich nur kann. Ich bin mir bewusst, wenn ich die eine oder die andere mache, hat sie diese oder jene Absicht. – Es muss also immer aus dem freien wollenden Innern des Menschen der Drang da sein nach einer solchen Meditation, dem Verrichten einer solchen Meditation. [...] Gerade wenn es sich um das Arztwerden handelt, so sollte man im allertiefsten Sinne des Wortes bedenken: Arzt werden sollte nicht so aufgefasst werden, wie man es heute auffasst, in einen Beruf hineinzukommen. Sondern Arzt werden sollte man eigentlich durch innere Berufung, durch innere Hingabe an das Heilen und so weiter. Und wenn man diesen Trieb zu heilen im allgemeinen empfindet, dann wird man die Wegleitung haben an dieser Meditation und wird dann dem Ziele zugeführt.»* (316, 159)

47 In einem Brief vom 1. 11. 1923 schrieb Helene Grunelius an Madeleine van Deventer: «Nach Rücksprache mit Frau Dr. Wegman sagte der Doktor zu für 8 Tage u. zwar gleich anschließend an die Delegiertenversammlung an Weihnachten (diese dauert vom 24. Dezember – 1. Januar), d. h. also etwa vom 2.–9. Januar.» (zit. n. Peter Selg: *Helene von Grunelius*, S. 49).

48 Madeleine van Deventer: *Die anthroposophisch-medizinische Bewegung in den verschiedensten Etappen ihrer Entwicklung*, S. 26.

49 Bzgl. des ausgesprochen systematischen Aufbaus der Januarunterweisung sollte auch berücksichtigt werden, dass Rudolf Steiner erst *nach* der «Vollendung» der exoterischen «Skizze» und dem Übergang in die esoterische Darstellung um studentische Fragen bat bzw. deren Beantwortung in seine Vorträge integrierte (vgl. dagegen Steiners Frageaufforderung bereits zu Beginn des ersten Ärztekurses: 312, 14; eine Publikation über den kompositionellen Aufbau des ersten Ärztekurses – unter Berücksichtigung der erhaltenen Fragen der Teilnehmer und weiterer Materialien Rudolf Steiners, darunter noch unpublizierter Niederschriften – befindet sich durch das Rudolf Steiner Archiv/Ita Wegman Archiv in Vorbereitung).

50 Bereits im ersten Vortrag sprach Rudolf Steiner über die vier Wesensglieder, ihren Elemente-Bezug in Gesundheit und Krankheit und über Substanzprozesse; im zweiten Vortrag und nach physischer Erholung («Da wir ja nun doch daran denken werden, die acht

Stunden auszunutzen, so kann ich etwas langsamer vorgehen, als es hätte geschehen können, wenn wir hätten eilen müssen.» 316, 28) thematisierte Rudolf Steiner erneut und ausführlicher die menschlichen Wesensglieder, ihre organologischen Bezüge und wiederum exemplarische Substanzprozesse. Der dritte Vortrag war dann ganz einer Substanzbetrachtung im Spannungsfeld irdisch-kosmischer Kräfteentitäten und zeitlicher Bildeprozesse gewidmet.

51 Vgl. hierzu meine Monographie *Krankheit, Heilung und Schicksal des Menschen. Über Rudolf Steiners geisteswissenschaftliches Pathologie- und Therapieverständnis.* Dornach 2004

52 Vgl. hierzu insbesondere Rudolf Steiners exemplarische Schilderung der – sich stufenweise-qualitativ wandelnden – Bedeutung von Magnesiumprozessen in der Entwicklungsphysiologie des Kindes (316, 54 ff.); unter mikrokosmisch-makrokosmischen Aspekten hatte Rudolf Steiner vergleichbare Substanz-Zeit-Betrachtungen erstmals wenige Monate zuvor in seinen Vorträgen über *Das Miterleben des Jahreslaufes in vier kosmischen Imaginationen* (GA 229) im Einzelnen angestellt – diese Darstellungen bildeten den Übergang zu Steiners nachfolgenden Mysterien- und Substanz-Schilderungen der Monate November und Dezember 1923 (GA 230–232), die direkt in das Weihnachtstagungs-Geschehen mündeten.

53 Zur Überwindung des Bleiprozesses vgl. die Übersichts-Darstellung der verschiedenen Gesichtspunkte Rudolf Steiners in Peter Selg: *Vom Logos menschlicher Physis, Band 2*, S. 753 ff.; zum weiteren spirituellen Hintergrund dieser Vorgänge vgl. des Weiteren Rudolf Steiners Vortragsschilderungen über die erste Vorstufe des Mysteriums von Golgatha (GA 149, GA 152) sowie meine Studie: *Die Kultur der Selbstlosigkeit. Rudolf Steiner, das Fünfte Evangelium und das Zeitalter der Extreme.* Dornach 2006.

54 Vgl. insbesondere den Bericht Manfred von Kries' über das erste Gespräch mit Rudolf Steiner, in: Peter Selg: *Helene von Grunelius,* S. 29 ff.

55 Vgl. Anm. 44.

56 Vgl. Peter Selg: *Vom Logos menschlicher Physis, Band 2,* S. 646 ff.

57 Auch die beiden, innerhalb des Vortrages angeführten Beispiele (316, 61 und 64 f.) schrieb Rudolf Steiner in seinem Notizbuch nieder: «*Glimmer im Gneis: er bildet gewisse Krankheiten; er bringt aussen das Heilmittel hervor.*» An anderer Stelle hieß es weiter: «*Die rote Erde: sie verursacht eine labile Milz: der Goldregen heilt sie.*» (Notizbuch 580, Rudolf Steiner Archiv, Dornach)

58 Drei Monate später, zu Ostern 1924 – und im Beisein der jungen Mediziner –, sagte Rudolf Steiner in einem allgemeinanthroposophi-

schen Vortrag: «[...] Der Mensch hat die Reiche der Natur kennen gelernt von ihrer geistigen Seite, bevor er heruntergestiegen ist auf die Erde. Während man heute den Menschen dazu anleitet, all das zu vergessen, was er, bevor er heruntergestiegen ist, gelernt hat über Mineralien, über Pflanzen, über Tiere, machte man den alten Eingeweihten in dem so genannten ersten Mysteriengrad darauf aufmerksam: Du siehst jetzt den Quarz. – Und nun tat man alles, dass er sich erinnere, was er, bevor er heruntergestiegen war, vom Quarz wusste oder was er von der Lilie oder von der Rose wusste. Wiedererkennen war dasjenige, was als Naturwissen beigebracht wurde. [...] Naturwissen hat nicht bloß auf Erden Geltung. Naturwissen erwirbt man schon, bevor man auf die Erde heruntersteigt. Hier soll man sich daran *erinnern*.» (233 a, 128 f.; Hervorhebung v. V.)

59 Über die Bedeutung der nächtlich-schlafenden Verbindung des Menschen mit der Geistigkeit seiner Umgebung für die gesamte Konstitution seines Wachbewusstseins, ja seines irdischen Realitätsbezuges (im Sinne der «bestätigten» Wahrheit der Dinge) sagte Rudolf Steiner am 29.7.1923 in Dornach: «[...] Geistige Wesenheiten durchsetzten [...] alles das, was draußen in den Reichen der Natur ist. Mit dem wachen Bewusstsein sieht der Mensch nur die Außenseite der Mineralien, der Pflanzen, der Tiere. Aber bei dem, was in allen diesen Wesen der Naturreiche lebt als Geistiges, bei dem ist der Mensch, wenn er schläft. Und wenn er dann beim Aufwachen wiederum in sich zurückgeht, dann behalten sein Ich und sein astralischer Leib gewissermaßen die Neigung, die Affinität zu den äußeren Dingen und veranlassen den Menschen, dass er eine Außenwelt anerkennt. [...] Gerade dadurch, dass der Mensch schlafend verweilt bei dem, was in der Außenwelt ist, bei dem, was er dann wachend seine Außenwelt nennt, dadurch kommt er auch zu einer Außenwelt, zu einer Anschauung von der Außenwelt. Dieses Verhältnis des Menschen zum Schlaf gibt den irdischen Wahrheitsbegriff. [...] Wir müssen, um uns der Wahrheit der Dinge hinzugeben, mit den Dingen auch unser Dasein in einer gewissen Zeit verbringen. Die Dinge sagen uns von sich nur dadurch etwas, dass wir während des Schlafens mit unserer Seele bei ihnen sind.» (228, 46 f.)

60 Vgl. hierzu auch den Bericht Erna van Deventers über die von ihr (gemeinsam mit ihrem Mann Henk) erhaltene nähere Meditationsanweisung des ersten Mantrams, in: Peter Selg: *Helene vom Grunelius,* S. 72 f.

61 Vgl. im Hinblick auf die mögliche – und für den gesunden Fortgang der Schöpfung unabdingbar notwendige – Verbindung des Menschen mit den Elementargeistern u. a. Rudolf Steiners Wiener Darstellun-

gen vom 28. September 1923, die ebenfalls anhand des Pflanzenwesens entwickelt wurden. (223, 112 ff.)

62 Zit. n. Peter Selg: *Helene von Grunelius,* S. 31 f.

63 – wobei zu berücksichtigen ist, dass das «Ziel» der meditativen Übung die reale Umgestaltung des Empfindungs- und Gemütslebens des Meditanten war, eine Umgestaltung, die den von vornherein richtenden Gedanken (einer Identität des Feuers mit dem wirkenden Willen etc.) gewissermaßen sekundär zur inneren Erfahrung werden ließ. Über den Beginn der Meditation sagte Rudolf Steiner bezüglich des Feuers: «Und diese Meditation kann so verlaufen, dass Ihr zunächst Euch einfach versenkt in die äußere Erscheinung des Feuers, des wärmenden Feuers, *und dass Ihr Euch wirklich mit innigem Ernste klarmacht*: diese äußere Erscheinung des Feuers, die ist äußerliche Maja, Schein, Illusion. Hinter dem Feuer steckt etwas ganz anderes. Hinter dem Feuer steckt wirkender Wille, wirkender Wille.» (316, 83, Hervorhebung v. V.)

64 Vgl. hierzu auch Rudolf Steiner: *Die Evolution vom Gesichtspunkt des Wahrhaftigen.* GA 132. (s. a. Anm. 38)

65 Vgl. Peter Selg: *Helene von Grunelius,* S. 67 f.

66 Vgl. Hermann Girke: *Franz Löffler. Ein Leben für Anthroposophie und heilende Erziehung im Zeitenschicksal.* Dornach 1995, S. 319 ff.

67 Vgl. hierzu auch Peter Selg: *Vom Logos menschlicher Physis, Band 2,* S. 471 ff.

68 Vgl. in diesem Zusammenhang u. a. Rudolf Steiners rosenkreuzerische Schilderungen der Hierarchien-Wirksamkeit im physischen Leib (und in dessen vier Elementen) in seinem vorletzten Abendvortrag der Weihnachtstagung (31. 12. 1923; 233, 139 ff.) sowie die Weiterführung dieser Thematik in seinen allgemeinanthroposophischen Vorträgen zur Osterzeit, parallel zum zweiten Kurs für die jungen Mediziner (233 a, 14 ff.)

69 Vgl. hierzu Peter Selg: *Krankheit und Christus-Erkenntnis. Anthroposophische Medizin als christliche Heilkunst.* Dornach ²2003, S. 53 f.

70 Vgl. GA 264.

71 Zit. n. Peter Selg: *Die «Wärme-Meditation»,* S. 36.

72 Zit. n. Peter Selg: *Helene von Grunelius,* S. 86.

73 Vgl. hierzu auch Peter Selg: *Helene von Grunelius,* S. 91 ff.

74 Ebd.

75 Dass die Gruppe um Helene von Grunelius Rudolf Steiner tatsächlich früh um meditative Hilfestellungen für ihren beruflichen Weg gebeten hatte, geht nicht aus den Erinnerungen Madeleine van Deventers, wohl aber aus einem Brief des Mitinitiators Manfred von Kries an Rudolf Steiner vom 13. 4. 1923 hervor. Kries wollte sich zu

diesem Zeitpunkt enttäuscht von der Kurs-Initiative zurückziehen und schrieb in seinem Begründungsbrief an Rudolf Steiner u. a.: «Man konnte nicht abwarten den meditativen Zusammenschluss zu einer Gruppe, man konnte nicht abwarten, Esoterik zu erhalten.» (zit. n. Peter Selg: *Die Briefkorrespondenz der «jungen Mediziner». Eine dokumentarische Studie zur Rezeption von Rudolf Steiners «Jungmediziner»-Kursen.* Dornach 2005, S. 178)

76 Drei Tage zuvor, am 20. April 1924, hatte Rudolf Steiner in seinem – von den Medizinern mitgehörten – Dornacher Ostersonntag-Vortrag ausführlich über die Mondenkräfte gesprochen und dabei u. a. näher erläuternd gesagt: «Die Erdenkräfte können aus dem Menschen nur den Leichnam machen, nicht den Menschen gestalten. Diejenigen Kräfte, die im Menschen leben, sodass sie ihn herausheben aus dem Irdischen, dass er zwischen Geburt und Tod eine in sich zusammenhängende Organisationsgestalt im Irdischen ist, nicht den Kräften verfällt, die mit dem Tode ihn ergreifen und ihn zerstören, dass der Mensch sein ganzes irdisches Leben hindurch Kräfte hat, die gegen diese Zerstörung kämpfen – denn sie müssen kämpfen gegen die Zerstörung –, verdankt er dem Einfluss der Mondgewalt.» (233 a, 118 f.)

77 Zur Spiegelfunktion des Mondes für die differenzierten Kräfte des Kosmos vgl. insbesondere Rudolf Steiners Darstellungen vom 27. 7. 1923 (GA 228).

78 Zur Wirkungsumkehr der Mondenkräfte, die ehemals den menschlichen Leib von den Gliedmaßen aus durchwirkten, seit der Mondentrennung der Erde jedoch von der Hauptesorganisation aus gliedmaßenwärts strahlen, vgl. 233 a, 139.

79 Zur mondvermittelten Bildung des menschlichen Ätherleibes vgl. Rudolf Steiners Ostermontag-Darstellung vom 21. April 1924, einen Tag vor Beginn des zweiten Kurses für die jungen Mediziner und im Rahmen einer großen Schilderung der ephesischen Mysterien. (233 a, 140 ff.)

80 «Während die Mondenkräfte dasjenige im Menschen sind, was den Menschen determiniert, was ihn mit einer inneren Notwendigkeit durchzieht, sodass er handeln muss, wie seine Instinkte, wie sein Temperament, wie seine Emotion, wie überhaupt sein ganzer physisch-ätherischer Leib ist, befreien die geistigen Sonnenkräfte den Menschen von dieser Notwendigkeit. Sie schmelzen sozusagen die Kräfte dieser Notwendigkeit in ihm, und der Mensch wird eigentlich ein freies Wesen durch die Sonnenkräfte.» (233 a, 121)

80a Mysterium cordis. Studien zu einer sakramentalen Physiologie des Herzorgans. Aristoteles, Thomas von Aquin, Rudolf Steiner, Dornach ^{2}2006.

81 Wie Steiner in seinem Ostersonntag-Vortrag vom 20.4.1924 weiter erläuterte, erhalten die Saturnkräfte nach alter Mysterienanschauung auch den Mensch in seinem nachtodlich *geistigen Sein,* d. h. ermöglichen nicht lediglich die Genese des irdischen Bewusstseins, sondern auch den Bestand des individuellen Daseins nach Ablegen des Erdenbewusstseins: «In den Saturnkräften wurde [in den alten Mysterien] alles dasjenige gesehen, was den Menschen erhält, wenn er durch die Pforte des Todes geht [...]. Da wird er erhalten durch die für damals am äußersten Ende des Planetensystems der Erde waltenden Saturnkräfte.» (233 a, 124)

82 Nur wenige Wochen später sagte Rudolf Steiner in diesem Sinne in einer Klassenstunde: «Hier in dieser Hochschule für Geisteswissenschaft soll wirklich alles dasjenige wieder aufleben, aufleben in der rechten Form unserer Zeit und der künftigen Zeit, was in den Mysterien gelebt hat, damals, als diese Mysterien in ihrer besonderen Blüte waren. Auf die Blütezeit der Mysterien – die eigentlich schon vergangen war, als sich das größte Mysterium, aber ich möchte sagen, auch am meisten verhüllt vor die Weltgeschichte hinstellte, das Mysterium von Golgatha –, auf die Blütezeit der Mysterien, die da schon vorüber war, folgte dann die Zeit, in der die Mysterien in der geistigen Entwickelungsgeschichte der Menschheit zurückgegangen waren, in der die Menschen, gerade weil die Mysterien zurückgegangen waren, immer mehr und mehr aufgenommen werden konnten in diejenige Strömung des Weltenganges, der ihnen die Freiheit gibt. Aber nunmehr ist eben doch die Zeit gekommen, innerhalb welcher die Mysterien in der Form, in der sie nunmehr sein müssen, wiederum im vollsten Sinne des Wortes aufzuleben haben. Und man wird einmal, wenn über diese Dinge in der Welt in der richtigen Weise wird gedacht werden, die Aufgabe des Goetheanums würdigen, indem man erkennen wird, dass es diesem Goetheanum oblag, die Mysterien zu erneuern.» (270/II, 30 f.)

83 Zit. n. Peter Selg: *Helene von Grunelius,* S. 172.

84 Vgl. Peter Selg: *Vom Logos menschlicher Physis, Band 1,* S. 362 ff.

85 Vgl. hierzu Peter Selg (Hg.): *Rudolf Steiner – Quellentexte für die Wissenschaften. Texte zur Medizin. Band 4: Pathologie und Therapie.* Kapitel «Heilkunst und Mysterien. Zur alten Initiatenmedizin.» Dornach 2004, S. 509 ff.

86 Notizbuch 531, Rudolf Steiner Archiv, Dornach.

87 Vgl. Peter Selg: *Der Engel über dem Lauenstein. Siegfried Pickert, Ita Wegman und die Heilpädagogik.* Dornach 2004.

88 Auch in einer Konferenz mit den Lehrern der Stuttgarter Waldorfschule sagte Rudolf Steiner am 9. 4. 1924: «Die Hochschule in Dor-

nach ist nicht so vorzustellen, als ob sie ein Ersatz für andere Hochschulen wäre, sondern nur, dass dort gelernt werden kann, was die anderen Hochschulen nicht bieten. Nicht als ob man die Leute dazu führen würde, in Dornach Medizin zu studieren.» (300c, 144)

89 Vgl. Peter Selg: *«Ich bin für Fortschreiten». Ita Wegman und die Medizinische Sektion,* S. 54.

90 Vgl. Peter Selg: *Die Briefkorrespondenz der «jungen Mediziner»,* S. 9 ff.

91 Zur Vorgeschichte dieses «Kernes» und zu den Bemühungen seiner Mitglieder bis zum Tod Rudolf Steiners vgl. Peter Selg: *Die Briefkorrespondenz der jungen Mediziner,* S. 145 ff.

Literaturverzeichnis

Im Text und in den Anmerkungen direkt zitierte Werke der Rudolf Steiner Gesamtausgabe (GA). Rudolf Steiner Verlag, Dornach (Schweiz)

GA 26 Anthroposophische Leitsätze (1924/25): 10. Auflage 1998.

GA 131 Von Jesus zu Christus (1911): 7. Auflage 1988.

GA 132 Die Evolution vom Gesichtspunkte des Wahrhaftigen (1911): 7. Auflage 1999.

GA 223 Der Jahreskreislauf als Atmungsvorgang der Erde (1923): 7. Auflage 1990.

GA 228 Initiationswissenschaft und Sternenerkenntnis (1923): 3. Auflage 2002.

GA 229 Das Miterleben des Jahreslaufes in vier kosmischen Imaginationen (1923): 8. Auflage 1999.

GA 233 Die Weltgeschichte in anthroposophischer Beleuchtung (1923/24): 5. Auflage 1991.

GA 233a Mysterienstätten des Mittelalters (1924): 5. Auflage 1991.

GA 235 Esoterische Betrachtungen karmischer Zusammenhänge. Erster Band (1924): 8. Auflage 1994.

GA 236 Esoterische Betrachtungen karmischer Zusammenhänge. Zweiter Band (1924): 6. Auflage 1988.

GA 239 Esoterische Betrachtungen karmischer Zusammenhänge. Fünfter Band (1924): 3. Auflage 1985.

GA 240 Esoterische Betrachtungen karmischer Zusammenhänge. Sechster Band (1924): 5. Auflage 1992.

GA 260 Die Weihnachtstagung zur Begründung der Allgemeinen Anthroposophischen Gesellschaft 1923/24: 5. Auflage 1994.

GA 260a Die Konstitution der Allgemeinen Anthroposophischen Gesellschaft und der Freien Hochschule für Geisteswissenschaft (1924/25): 2. Auflage 1987.

GA 264 Zur Geschichte und aus den Inhalten der ersten Abteilung der Esoterischen Schule 1904 bis 1914: 2. Auflage 1996.

GA 270 Esoterische Unterweisungen für die erste Klasse der Freien Hochschule für Geisteswissenschaft am Goetheanum 1924: 2. Auflage 1999.

GA 300c Konferenzen mit den Lehrern der Freien Waldorfschule in Stuttgart. Dritter Band (1923/24): 1. Auflage 1975.

GA 310 Der pädagogische Wert der Menschenerkenntnis und der Kulturwert der Pädagogik (1924): 4. Auflage 1989.

GA 312 Geisteswissenschaft und Medizin (1920): 7. Auflage 1999.

GA 316 Meditative Betrachtungen und Anleitungen zur Vertiefung der Heilkunst (1924): 4. Auflage 2003.

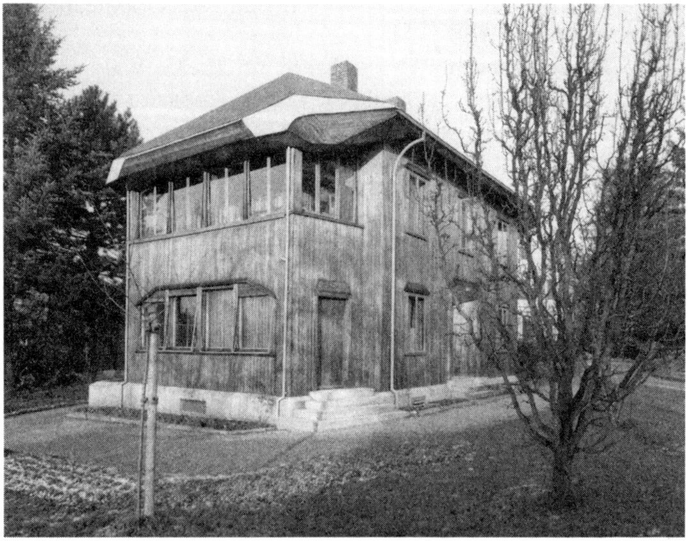

Ita Wegman Archiv
für
anthroposophisch-medizinische
Grundlagenforschung

Forschungs- und Lehrinstitut für
anthroposophische Geisteswissenschaft und Medizin
Pfeffingerweg 1A, CH-4144 Arlesheim

Die Arbeiten des Ita Wegman Archivs werden von
verschiedenen Stiftungen
– in erster Linie der Software AG-Stiftung (Darmstadt) –
sowie einem internationalen Freundes- und Förderkreis unterstützt.